Zoé Unakim

Keimdrüsen

Zoé Unakim

Keimdrüsen

Lebenskraft

Trainerverlag

Imprint
Any brand names and product names mentioned in this book are subject to trademark, brand or patent protection and are trademarks or registered trademarks of their respective holders. The use of brand names, product names, common names, trade names, product descriptions etc. even without a particular marking in this work is in no way to be construed to mean that such names may be regarded as unrestricted in respect of trademark and brand protection legislation and could thus be used by anyone.

Cover image: www.ingimage.com

Publisher:
Der Trainerverlag
is a trademark of
International Book Market Service Ltd., member of OmniScriptum Publishing Group
17 Meldrum Street, Beau Bassin 71504, Mauritius
Printed at: see last page
ISBN: 978-620-0-76936-7

Inhaltsverzeichnis:

I. Keimdrüse:[1]

Synonym: Gonade, Geschlechtsdrüse

1 Definition

Die **Keimdrüsen** oder **Gonaden** sind die Organe des menschlichen Körpers, in denen die Keimzellen für die Fortpflanzung und die Sexualhormone produziert werden.

2 Einteilung

Die männlichen Keimdrüsen bezeichnet man als Hoden (Testis), die weiblichen Keimdrüsen als Eierstock (Ovar).

[1] Vgl. https://flexikon.doccheck.com/de/Keimdr%C3%BCse

II. Keimdrüsen:[2]

Keimdrüsen, Geschlechtsdrüsen, Gonade

Die Keimdrüsen gehören zu den Organen, die für die Fortpflanzung zuständig sind. Beim Mann werden die Keimdrüsen Hoden genannt, während die weiblichen Keimdrüsen als Eierstöcke bezeichnet werden. In den Keimdrüsen werden die Sexualhormone gebildet sowie die Samenzellen und Eizellen. Die Funktion der Keimdrüsen unterteilt sich in eine endokrine und eine exokrine Komponente. Dabei besteht die endokrine Komponente aus der Bereitstellung der Sexualhormone und zwar bei beiden Geschlechtern. Beim Mann sind das Androgene, bei der Frau Gestagene und Östrogene. Werden die Keimdrüsen entfernt, wird dies als Kastration bezeichnet. Die exokrine Komponente beinhaltet die Bereitstellung der Keimzellen, wenn Frau oder Mann im geschlechtsreifen Alter sind. Dabei werden Samenzellen beim Mann und Eizellen bei der Frau bereitgestellt.

---

[2] Vgl. https://www.elternforen.com/Lexikon/Keimdruesen.htm

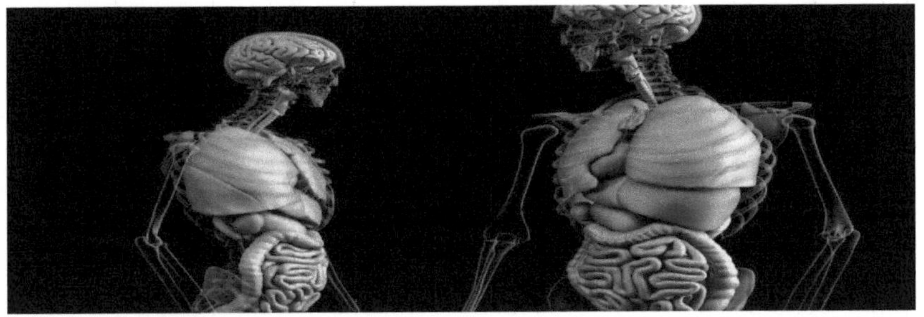

III. Anatomie:[3]

Die Keimdrüsen des Menschen

Für die Produktion von Geschlechtshormonen und damit für die Wirkung von Hoden (Testis) und Eierstock (Ovarium) als endokrine Drüsen sind spezifische Zellen der Keimdrüsen verantwortlich.

Im Hoden sind das die Leydig-Zwischenzellen, im Eierstock Follikelzellen und andere Zellkomplexe. Es werden männliche und weibliche Geschlechtshormone unterschieden, die in ihrer biologischen Wirkung zwar geschlechtsspezifisch ausgerichtet, jedoch für beide Geschlechter notwendig sind. Sie treten deshalb im Körper von Mann und Frau nebeneinander auf.

Die Bildung und Sekretion der Geschlechtshormone wird durch die Hirnanhangdrüse (Hypophyse) über auf die Keimdrüsen wirkende (gonadotrophe) Hormone gesteuert. Der komplexe Steuermechanismus des endokrinen Systems zeigt sich beim weiblichen Zyklus besonders deutlich.

[3] Vgl. https://www.der-mensch.net/endokrinen-organe/keimdrusen/

Im Hoden liegen die Leydig-Zwischenzellen gruppenweise zwischen den Hodenkanälen (Tubuli seminiferi) in Bindegewebe eingebettet. Ihre Stimulierung erfolgt über das Luteinisierungshormon (LH) der Hirnanhangdrüse.

Weil es die Zwischenzellen (interstitielle Zellen) stimuliert, wird auch die Bezeichnung "Interstitielles Zellenstimulierendes Hormon“ (ICSH) verwendet.

Im Hoden werden die männlichen Geschlechtshormone gebildet, täglich zwischen 2 und 10 mg. Vor allem das Testosteron ist auf die Ausbildung sekundärer Geschlechtsmerkmale und die Förderung der Spermienbildung gerichtet.

Es bewirkt aber auch das Wachstum von Prostata und Samenblasen und erhält die normalen Genitalfunktionen.

Der Eierstock bildet in erster Linie Follikelhormone (Östrogene). Sie fördern u.a. das Wachstum der Gebärmutterschleimhaut (Endometrium) während des Menstruationszyklus. Östrogene sind bei der Ausbildung weiblicher Geschlechtsmerkmale beteiligt.

Sie wirken aber auch bei anderen Stoffwechselprozessen mit, z.B. fördern sie die Knochenbildung. Als weitere Hormongruppe des Ovariums werden in der zweiten Zyklushälfte im Gelbkörper (Corpus luteum) die Gestagene gebildet. Ihr Hauptvertreter Progesteron bereitet in erster Linie die Schleimhaut für die Einbettung eines befruchteten Eies vor.

Liegt eine Schwangerschaft vor, ist eine kontinuierliche Plazenta notwendig, und damit auch der Fortbestand der Schwangerschaft. Auch die hormonelle Regulation des Menstruationszyklus der Frau durchläuft ein fein abgestimmtes Wechselspiel von Hypophysen- und Geschlechtshormonen nach dem Rückkopplungsprinzip.

IV. Erkrankungen:

Erkrankungen der Keimdrüsen[4]

Auszug

Die Keimdrüsen haben endokrine und exokrine Funktionen. Sie bilden männliche und weibliche Sexualhormone sowie Keimzellen. Bei Anlagestörungen oder Fehlfunktionen in der Embryonal- und Fetalzeit kann ein intersexuelles Genitale entstehen. Die Keimdrüsen können primär oder sekundär erkrankt sein. Dies ist diagnostisch erfassbar und hat unterschiedliche therapeutische Konsequenzen. Die Keimdrüsen werden über einen Regelkreis mit Rückkopplung (Hypothalamus-Hypophysen-Gonaden-Achse) gesteuert. Als Signalstoffe wirken hier das Luteinisierende-Hormon-Releasing-Hormon (LHRH) aus dem Hypothalamus, die Gonadotropine luteinisierendes Hormon (LH) und follikelstimulierendes Hormon (FSH) der Hypophyse sowie die in den Keimdrüsen gebildeten Sexualhormone und Inhibine. Eine frühzeitige Aktivierung dieser Achse führt zu Pubertas praecox. Verspätete Aktivierung führt zu Pubertas tarda, ausbleibende Aktivierung zu einem bleibenden Hypogonadismus. Bei Schädigungen der Keimdrüsen werden die Bildung und Funktion der Keimzellen stets eher beeinträchtigt als die Bildung der Sexualhormone.

[4] Vgl. https://link.springer.com/chapter/10.1007%2F978-3-540-71899-4_27

Literatur

1. Bondy CA for the Turner Syndrome Consensus Study Group (2007) Care of girls and women with Turner syndrome: a guideline of the Turner Syndrome Study Group. J Endocrinol Metab 92: 10–25CrossRefGoogle Scholar
2. Brook CGD, Clayton PE, Brown RS (2005) Clinical pediatric endocrinology, 5th edn. Blackwell Scientific, OxfordGoogle Scholar
3. DeGroot LJ (2000) Endocrinology, 4th edn. Saunders, PhiladelphiaGoogle Scholar
4. Ibáñez L, Dimartino-Nardi J, Potau N, Saenger P (2000) Premature adrenarche — normal variant or forerunner of adult disease? Endocr Rev 21:671–696PubMedCrossRefGoogle Scholar
5. Krob G, Braun A, Kuhnle U (1994) True hermaphroditism: geographical distribution, clinical findings, chromosomes and gonadal histology. Eur J Pediatr 153: 2–10PubMedCrossRefGoogle Scholar
6. Kruse K (1999) Pädiatrische Endokrinologie, 2. Aufl. Thieme, StuttgartGoogle Scholar
7. Larson PR, Kronenberg HM, Melmed S, Polonsky KS (2003) Williams textbook of endocrinology, 10th edn. Saunders, PhiladelphiaGoogle Scholar
8. Lee PA, Houk CP, Ahmed SF, Hughes IA (2006) Consensus statement on management of intersex disorders. Pediatrics 118: e488–e500PubMedCrossRefGoogle Scholar
9. Partsch CJ, Peter M, Sippell WG (1999) Leuprorelindepot zur Behandlung der progressiven Pubertas praecox vera. Monatsschr Kinderheilkd 147:638–647CrossRefGoogle Scholar

10. Sperlich M, Butenandt O, Schwarz HP (1995) Final height and predicted height in boys with untreated constitutional growth delay. Eur J Pediatr 154:627–632PubMedCrossRefGoogle Scholar

V. Gonade:[5]

Eine **Gonade** – von griech. *gone* (Geschlecht, Erzeugung, Same) und *aden* (Drüse) – deshalb auch *Keim-* oder *Geschlechtsdrüse* genannt, ist jenes Geschlechtsorgan, in dem Sexualhormone und die Keimzellen gebildet werden. Beim männlichen Geschlecht wird die Gonade als Hoden (*Testis* oder *Orchis*), beim weiblichen Geschlecht als Eierstock (*Ovar*) bezeichnet.

Entwicklung

Die Gonaden sind jeweils paarig angelegt. Die Gonadenentwicklung erfolgt beim Embryo zunächst bei beiden Geschlechtern gleich. Erst die bei Säugetieren auf dem Y-Chromosom (→ genetisches Geschlecht) lokalisierte *sex-determining region of Y* (SRY) bestimmt über den Hoden-determinierenden Faktor (TDF) die Entwicklung zum Hoden bzw. bei dessen Fehlen die Entwicklung zum Eierstock. Ein Teil der Gonadenanlage entwickelt sich zu den Keimdrüsenbändern. Aufgrund der frühen Differenzierung zählen die Gonaden auch zu den primären Geschlechtsmerkmalen. Ihr Vorhandensein bestimmt dementsprechend das gonadale Geschlecht. Fehlentwicklungen können zur Ausbildung eines Ovotestis führen.

Bei weiblichen Vögeln bildet sich der rechte Eierstock noch während der Embryonalentwicklung zumeist wieder vollständig zurück, die weiblichen Geschlechtsorgane gelangen nur links zur Entfaltung.

---

[5] Vgl. https://www.biologie-seite.de/Biologie/Gonade

Funktion

Die Funktion der Keimdrüsen lässt sich in eine exokrine und eine endokrine Komponente unterteilen:

Exokrine Funktion

Die exokrine Komponente besteht in der Bereitstellung der Keimzellen beim geschlechtsreifen Individuum: Eizellen bei der Frau, Samenzellen beim Mann. Der Mann kann mittels Spermatogenese von der Pubertät an bis ins hohe Alter befruchtungsfähige Samenzellen produzieren. Bei der Frau ist die Oogenese bereits im 5. Entwicklungsmonat abgeschlossen und sie hat ihr Maximum von etwa 7 Millionen Keimzellen erreicht, welche jetzt in das schützende Diktyotänstadium eintreten. Beim Beginn der Pubertät sind nur noch etwa 400.000 von diesen weiblichen Keimzellen vorhanden. Weniger als 500 von ihnen vollziehen im Verlauf der reproduktiven Phase der Frau bis zur Menopause einen Follikelsprung.

Endokrine Funktion

Die endokrine Komponente besteht bei beiden Geschlechtern in der Bereitstellung der Sexualhormone: bei der Frau Östrogene und Gestagene, beim Mann Androgene (v. a. Testosteron).

Das Ausschalten der Gonadenfunktion oder die Entfernung der Keimdrüsen wird bei beiden Geschlechtern als Kastration bezeichnet.

Siehe auch

- genitales Geschlecht
- Intersexualität

Literatur

- *The gonad*, In: Stephen Nussey, Saffron Whitehead, Whitehead Whitehead: Endocrinology, Informa Healthcare, 2001, ISBN 1-85996-252-1

Weblinks

- Geschlechtsorgan

VI. Gonaden:[6]

Eine **Gonade** (aus griechisch *gone*, ‚Geschlecht', ‚Erzeugung', ‚Same', und *aden*, ‚Drüse'), auch **Keimdrüse** oder *Geschlechtsdrüse* genannt, ist jenes (endokrine) Geschlechtsorgan, in dem einige Sexualhormone und sämtliche Keimzellen (Gameten) gebildet werden.

Die Gonade des männlichen Geschlechts wird als Hoden *(Testikel)* bezeichnet, die des weiblichen Geschlechts als Eierstock *(Ovar)*.

Entwicklung

Die Gonaden sind jeweils paarig angelegt. Die Gonadenentwicklung erfolgt beim Embryo zunächst bei beiden Geschlechtern gleich. Erst die bei Säugetieren auf dem Y-Chromosom (→ genetisches Geschlecht) lokalisierte *sex-determining region of Y* (SRY) bestimmt über den Hoden-determinierenden Faktor (TDF) die Entwicklung zum Hoden bzw. bei dessen Fehlen die Entwicklung zum Eierstock. Ein Teil der Gonadenanlage entwickelt sich zu den Keimdrüsenbändern. Aufgrund der frühen Differenzierung zählen die Gonaden auch zu den primären Geschlechtsmerkmalen. Ihr Vorhandensein bestimmt dementsprechend das gonadale Geschlecht. Fehlentwicklungen können zur Ausbildung eines Ovotestis führen.

[6] Vgl. https://de.wikipedia.org/wiki/Gonade

Bei weiblichen Vögeln bildet sich der rechte Eierstock noch während der Embryonalentwicklung zumeist wieder vollständig zurück, die weiblichen Geschlechtsorgane gelangen nur links zur Entfaltung.

Funktion

Die Funktion der Keimdrüsen lässt sich in eine exokrine und eine endokrine Komponente unterteilen:

Exokrine Funktion

Die exokrine Komponente besteht in der Bereitstellung der Keimzellen beim geschlechtsreifen Individuum: Eizellen bei der Frau, Samenzellen beim Mann. Der Mann kann mittels Spermatogenese von der Pubertät an bis ins hohe Alter befruchtungsfähige Samenzellen produzieren. Bei der Frau ist die Oogenese bereits im 5. Entwicklungsmonat abgeschlossen und sie hat ihr Maximum von etwa 7 Millionen Keimzellen erreicht, welche jetzt in das schützende Diktyotänstadium eintreten. Beim Beginn der Pubertät sind nur noch etwa 400.000 von diesen weiblichen Keimzellen vorhanden. Weniger als 500 von ihnen vollziehen im Verlauf der reproduktiven Phase der Frau bis zur Menopause einen Follikelsprung.

Endokrine Funktion

Die endokrine Komponente besteht bei beiden Geschlechtern in der Bereitstellung der Sexualhormone: bei der Frau Östrogene und Gestagene, beim Mann Androgene (v. a. Testosteron).

Das Ausschalten der Gonadenfunktion oder die Entfernung der Keimdrüsen wird bei beiden Geschlechtern als Kastration bezeichnet.

Erkrankungen

Zu den Erkrankungen der Gonaden gehören Gonadeninsuffizienzen (Hypogonadismus, Klimakterium) und Gonadenüberfunktionen (Hypergonadismus, vorkommend bei Seminomen, Teratomen, Chorionepitheliomen, Leydig-Zelltumoren, feminisierenden oder maskulinisierenden Tumoren (etwa Arrhenoblastome), Stein-Leventhal-Syndrom, idiopathischem Hirsutismus und bei kompletter Androgenresistenz).[1]

Literatur

- *The gonad.* In: Stephen Nussey, Saffron Whitehead: *Endocrinology.* Informa Healthcare, Oxford 2001, ISBN 1-85996-252-1.

Einzelnachweise

1. ↑ Vgl. Ludwig Weissbecker: *Krankheiten der Gonaden.* In: Ludwig Heilmeyer (Hrsg.): *Lehrbuch der Inneren Medizin.* Springer-Verlag, Berlin/Göttingen/Heidelberg 1955; 2. Auflage ebenda 1961, S. 1025–1033.

VII. Aufbau:[7]

Die **Gonaden** sind die **Keimdrüsen** des Menschen, die sowohl exokrine, als auch endokrine Funktionen übernehmen und für die Fortpflanzung eine Hauptrolle spielen. Neben den Keimzellen werden in den Gonaden Sexualhormone hergestellt, die die Fortpflanzung regulieren. Erkrankungen der Gonaden äußern sich häufig in Über- oder Unterproduktionen.

Was ist die Gonade?

Als Gonaden werden die männlichen und weiblichen Keimdrüsen bezeichnet. Sie werden auch **Geschlechtsdrüsen** genannt und entsprechen bei Männern den Hoden (Testis). Die Gonaden der Frau sind die Eierstöcke (Ovar). Neben den Sexualhormonen produzieren die Gonaden die Keimzellen (Gameten) für die Fortpflanzung.

Dabei handelt es sich um haploide Zellen, die bei Männern den Spermien und bei Frauen den Eizellen entsprechen. Die Gonaden des Mannes sind paarig angelegt und liegen zusammen mit den Nebenhoden im sogenannten Skrotum. Neben dem Sperma produzieren sie Testosteron. Der paarige Eierstock der Frau bildet Eizellen und stößt sie ab der Geschlechtsreife Monat für Monat aus, um sie zu erneuern. Die Gonaden zählen zu den Bauch- und Beckeneingeweiden und entwickeln sich während der Embryogenese.

[7] Vgl. https://medlexi.de/Gonade

Für beide Geschlechter sind die ersten Schritte dieser Entwicklung gleich. Auf dem Y-Chromosom liegt allerdings das sogenannte SRY, das über den Hoden-determinierenden Faktor (TDF) bestimmt und so die die Entwicklung von Hoden einleiten kann. Wenn diese Entwicklung nicht eingeleitet wird, werden die Gonadenanlagen zum Eierstock.

Anatomie & Aufbau

Der Eierstock der Frau liegt in einer Gewebevertiefung (Fossa ovarica) im kleinen Becken (Pelvis minor). Das sogenannte Ligamentum suspensorium ovarii verbindet den Eierstock mit der lateralen Beckenwand. Das Ligamentum ovarii proprium sorgt für eine Verbindung zum Uterus.

Das Ovar ist bis zu fünf Zentimeter lang und bis zu einem Zentimeter stark. Es ist von mandelähnlicher Form und verläuft auf beiden Seiten konvex. Mit der Geschlechtsreife wechselt die Oberfläche von glatt zu blasig, weil sich Ovarialfollikel bilden. Das Ovar wird vegetativ vom Plexus mesentericus superior und dem Plexus renalis innerviert. Anders als das Ovar ist der männliche Hoden rund fünf Zentimeter lang und bis zu drei Zentimeter stark und breit.

Er ist eiförmig und liegt im Hodensack (Skrotum). Aufgehängt ist er am Samenstrang (Funiculus spermaticus). Er wird außen von einer serösen Haut ummantelt, die einer Bauchfellduplikatur entspricht und anatomisch analog zu den Bauchwandschichten aufgebaut ist.

Die vegetative Innervation der männlichen Gonaden erfolgt durch den Plexus testicularis und den Plexus deferentialis.

Funktion & Aufgaben

Die Gonaden sind Drüsen. Als solche produzieren und sekretieren sie Sekrete mit verschiedenen Aufgaben. Im menschlichen Körper finden exokrine und endokrine Sekretionen statt. Unter die endokrinen Sekretionen werden sämtliche Sekretionen mit hormonellen Funktionen gefasst. Die Funktion der Gonaden setzt sich aus exokrinen und endokrinen Komponenten zusammen. Exokrin stellen sie dem geschlechtsreifen Individuum Keimzellen bereit, die bei der Frau den Eizellen und beim Mann den Samenzellen entsprechen.

Mit ihren exokrinen Funktionen sichern die Gonaden also die Fortpflanzungsfähigkeit und damit den Fortbestand der menschlichen Art. Dank der sogenannten Spermatogenese produziert der Mann unter Umständen bis ins hohe Alter funktionstüchtige Samenzellen. Frauen schließen die Oogenese im fünften Entwicklungsmonat endgültig ab. Sie sind also nicht auf eine endlose Produktion von Eizellen ausgelegt. Das weibliche Maximum beträgt rund sieben Millionen Keimzellen, die bei der Embryogenese in das Diktyotänstadium übertreten und dort aufbewahrt werden.

In der Pubertät sind nur noch um die 400.000 davon erhalten. Nach der reproduktiven Phase bis hin zur Menopause vollziehen nur noch etwa 500 Keimzellen den Follikelsprung. Neben den exokrinen Funktionen der Keimzellproduktion erfüllen die männlichen und weiblichen Gonaden endokrine Funktionen, indem sie die Sexualhormone Östrogen und Gestagen sowie Androgen bereitstellen. Sowohl die exo-, als auch endokrinen Funktionen der Gonaden lassen sich ausschalten, indem im Rahmen einer Kastration die Keimdrüsen entfernt werden.

Krankheiten

Die Intersexualität ist eine Anomalie der Gonaden. Genetisch haben Intersexuelle aufgrund der Geschlechtschromosomen ein anderes Geschlecht, als anatomisch betrachtet. Das heißt, ihre Geschlechtsorgane passen nicht zu ihrem genetischen Geschlecht.

Hormonell lassen sie sich nicht eindeutig einem der beiden Geschlechter zuordnen. Diese Intersexualität wird auch als Sexualdifferenzierungsstörung bezeichnet und entspricht oft einer angeborenen Fehlbildung, Deformität und Chromosomenanomalie. In der Regel ergibt sich die Intersexualität aus einem anomalen Prozess während der Embryogenese. Die männlichen Gonaden können außerdem angeborene Lageanomalien aufweisen. Zu solchen Fehlstellungen der Hoden zählen zum Beispiel die Pendelhoden, die nicht permanent im Skrotum liegen, sondern in ihrer Lage flexibel sind.

Auch die Gonaden der Frau können von angeborenen Stellungs- oder Formanomalien betroffen sein, die genau wie die Lageanomalien der männlichen Hoden nicht zwingend die Fruchtbarkeit beeinträchtigen. Die Gonaden beider Geschlechter sind außerdem ein Angriffspunkt für tumoröse Erkrankungen. Am

Ovar kommen oft Zysten und etwas seltener Ovarialtumore vor. An den Hoden sind die ebenso seltenen Hodentumore gefürchtet. Häufiger sind die Keimdrüsen beider Geschlechter von Über- oder Unterfunktionen betroffen.

Auch Entzündungen der Gonaden sind keine Seltenheit, so insbesondere an den weiblichen Eierstöcken. Ovariale Entzündungen entstehen meist aus entzündlichen Vorgängen in anderen Beckenorganen der Frau und können abhängig von ihrer Schwere Fruchtbarkeitseinbußen verursachen.

Quellen

- Benninghoff/Drenckhahn: Anatomie. Urban & Fischer, München 2008
- Kleine, B., Rossmanith, W.: Hormone und Hormonsystem. Lehrbuch der Endokrinologie. Springer Verlag, Berlin 2013
- Nawroth, P., Ziegler, R.: Klinische Endokrinologie und Stoffwechsel. Springer, Berlin 2014

VIII. Hormondrüsen:[8]

Die **Hormondrüsen** des Menschen produzieren Hormone und geben diese direkt an das Blut ab, also ins Innere des Körpers. Deshalb werden sie als Drüsen mit innerer Sekretion (endokrine Drüsen) bezeichnet. Wichtige Hormondrüsen sind zum Beispiel der Hypothalamus, die Hypophyse, die Schilddrüse, Eierstöcke und Hoden. Lesen Sie alles Wichtige über Aufbau, Funktionen und Erkrankungen der Hormondrüsen des Menschen!

Was sind die Hormondrüsen?

Die Hormondrüsen des Menschen sind Produktionsstätten von wichtigen Hormonen. Sie besitzen keinen Ausführungsgang, sondern gegen ihre Sekrete (Hormone) direkt ans Blut ab. Deshalb wer-den Hormondrüsen als endokrine Drüsen bezeichnet. Ihr Gegenstück sind übrigens exokrine Drü-sen, die ihre Sekrete über Ausführungsgänge an innere oder äußere Oberflächen abgeben. Dazu zählen etwa Speicheldrüsen, Schweißdrüsen und Tränendrüsen.

Die wichtigsten Hormondrüsen und ihre Hormone sind:

Hypothalamus**:** Er ist ein wichtiges Steuerorgan im Hormonsystem. Über sogenannte „Releasing-Hormone" (wie GnRH) und „Inhibiting-Hormone" (wie Somatostatin, Dopamin) reguliert er die Hormonproduktion der Hypophyse.

[8] Vgl. https://www.netdoktor.de/anatomie/hormondruesen/

Hypophyse (Hirnanhangdrüse): Sie produziert in ihrem Vorder- und Hinterlappen verschiedenste Hormone. Dazu zählen unter anderem:

- Wachstumshormon (Somatotropin): wichtig für Wachstum und Entwicklung.
- Schilddrüsen-stimulierendes Hormon (TSH): regt die Hormonproduktion der Schilddrüse an
- adrenocorticotropes Hormon (ACTH): regt die Hormonproduktion in der Nebennierenrinde an
- Follikel-stimulierendes Hormon (FSH) und Luteinisierendes Hormon (LH): Bei Frauen sti-mulieren sie u.a. die Eizellreifung, den Eisprung und die Östrogenproduktion. Bei Männern fördern sie die Spermienproduktion.
- Prolaktin: sorgt u.a. für das Wachstum der Brustdrüse und bei Müttern die Milchprodukti-on.
- Oxytocin: bewirkt bei der Geburt die Kontraktion der Gebärmuttermuskulatur (Wehen) und nach der Geburt die Kontraktion der Muskelzellen der Brustdrüse (Milcheinschuss).
- Vasopressin (antidiuretisches Hormon, ADH): hemmt die Harnausscheidung (Diurese) und verengt die Blutgefäße (was den Blutdruck erhöht).

Schilddrüse: Sie bildet die beiden Schilddrüsenhormone Triiodthyronin (T3) und Thyroxin (T4). Die-se sind für das Wachstum, die Entwicklung, den Sauerstoffverbrauch und die Wärmeproduktion wichtig.

Nebenschilddrüsen: Sie produziert das Parathormon, das den Kalzium- und Phosphorspiegel im Blut reguliert.

Nebennieren: In der Nebennierenrinde werden folgende Hormone gebildet:

- Glukokortikoide (Kortisol): Regulierung von Stoffwechselprozessen, Stresshormon etc.
- Aldosteron: beteiligt an der Regulierung des Salz- und Wasserhaushaltes
- Androgene (wie Testosteron): männliche Sexualhormone

Im Nebennierenmark werden die „Stresshormone" Adrenalin, Noradrenalin und Dopamin gebil-det. Sie bereiten den Körper auf eine Stressreaktion vor, indem sie zum Beispiel den Blutdruck erhöhen, den Herzschlag beschleunigen und die Darmbewegungen stoppen.

Bauchspeicheldrüse: Nur bestimmte inselförmige Gewebeteil der Bauchspeicheldrüse (die soge-nannten Langerhans-Inseln) haben eine endokrine Drüsen-Funktion, produzieren also Hormone. Bei diesen handelt es sich um:

- Insulin: senkt den Blutzuckerspiegel
- Glukagon: Gegenspieler des Insulins (hebt den Blutzuckerspiegel)
- Somatostatin: wird auch vom Hypothalamus produziert und hemmt verschiedenste Hor-mone (Insulin, Glukagon, Wachstumshormon etc.)

Eierstöcke: Sie produzieren die weiblichen Geschlechtshormone Östrogene und Gestagene (wie Progesteron) und in geringen Mengen auch das männliche Geschlechtshormon Testosteron.

Hoden: Sie produzieren Testosteron und in geringen Mengen auch das Östrogen Östradiol.

Welche Funktion haben Hormondrüsen?

Die Hormondrüsen steuern über die von ihnen produzierten Hormone zahlreiche Organfunktion und Körpervorgänge. Dazu zählen zum Beispiel verschiedenste Stoffwechselprozesse, den Salz- und Wasserhaushalt, die Körpertemperatur, den Kreislauf, das Verhalten und die Sexualfunktion.

Wo befinden sich Hormondrüsen?

Hypothalamus, Hypophyse und Zirbeldrüse liegen im Gehirn: Der Hypothalamus ist ein Teil des Zwischenhirns. Über den sogenannten Hypophysenstiel ist er mit der Hypophyse (Hirnanhangdrü-se) an der Schädelbasis verbunden.

Tief im Inneren des Gehirns ist die kleine Zirbeldrüse lokalisiert: Sie liegt an der Hinterwand des III. Ventrikels (Ventrikel sind mit Hirnwasser gefüllte Hohlräume im Gehirn).

Die zweilappige Schilddrüse befindet sich vorne im Hals knapp unterhalb des Kehlkopfs. Ihre bei-den Lappen liegen rechts und links von der Luftröhre. Die vier kleinen Nebenschilddrüsen sitzen oben und unten an der Rückseite der Schilddrüsenlappen.

Die Bauchspeicheldrüse liegt hinter dem Magen. Die zwei Nebennieren haben ihre Position am oberen Ende der beiden Nieren.

Die weiblichen Keimdrüsen – die zwei Eierstöcke – liegen im kleinen Becken zu beiden Seiten der Gebärmutter. Die männlichen Keimdrüsen, die zwei Hoden, liegen gemeinsam im Hodensack und sind damit außerhalb des Körpers gelagert. Hier ist es einige Grad kühler als im Inneren des Kör-pers, was für die Spermienproduktion nötig ist.

Welche Störungen können die Hormondrüsen betreffen?

Störungen der Hormondrüsen können zu einer verminderten oder erhöhten Produktion der jewei-ligen Hormone führen. Solche Störungen können ganz unterschiedlicher Natur sein.

So können zum Beispiel die Hormondrüsen infolge einer Entzündung oder Verletzung (durch Unfall oder Operation) nicht mehr in der Lage sein, ausreichend Hormone zu produzieren. Das Gleiche kann passieren, wenn ein Tumor großen Druck auf eine Hormondrüse drückt.

Tumoren können aber auch das Gewebe von Hormondrüsen „nachahmen", sodass übermäßig viele Hormone produziert werden.

Auch Infektionskrankheiten sowie Autoimmunerkrankungen können die Funktion von Hormon-drüsen beeinträchtigen. Ein Beispiel für eine Autoimmunkrankheit, die Einfluss auf endokrine Drü-sen und ihre Hormonproduktion nimmt, ist Typ-1-Diabetes: Bei den Betroffenen zerstört das eige-ne Immunsystem die Insulin-produzierenden Zellen der Bauchspeicheldrüse. Daraus resultiert ein gefährlicher Insulinmangel, der unbedingt behandelt werden muss.

Manche Hormone werden nach einem bestimmten Rhythmus produziert und ausgeschüttet, zum Beispiel in einem Tages- oder Monatsrhythmus. Verschiedenste innere und äußere Faktoren wie Erkrankungen, psychischer Stress oder körperliche Anstrengung können diese Rhythmen aus dem Takt bringen und so die Arbeit von**Hormondrüsen** stören.

IX. Geschlechtsdrüse:[9]

Als **Geschlechtsdrüsen** werden die Teile der Geschlechtsorgane bezeichnet, die sekretorisch tätig sind. Das sind im Einzelnen:

- die Keimdrüsen oder Gonaden: Hoden bzw. Eierstock
- die akzessorischen Geschlechtsdrüsen in der Wand des Genitaltrakts:
  - männliche Säugetiere: Samenleiterampulle, Samenblasendrüse, Vorsteherdrüse und Bulbourethraldrüse
  - weibliche Säugetiere: Bartholinsche Drüse, kleine Vorhofsdrüsen, Paraurethraldrüse

[9] Vgl. https://de.wikipedia.org/wiki/Geschlechtsdr%C3%BCse

X. Geschlechtsdrüsen:[10]

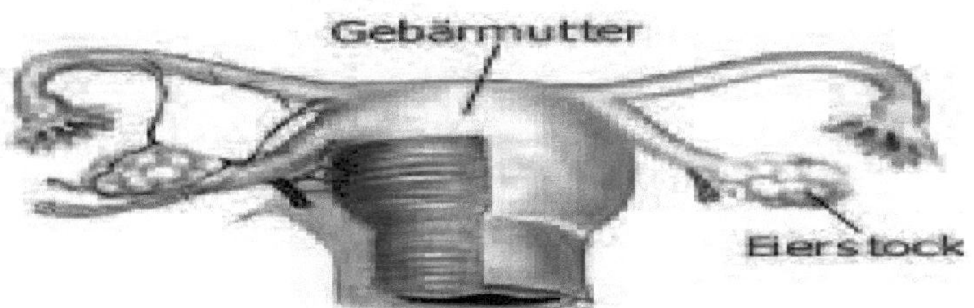

Die Geschlechtsdrüsen sind paarweise angelegt, bei der Frau als mandelförmige Eierstöcke im Beckenbereich der Bauchhöhle, beim Mann als eiförmige Hoden im Hodensack. Sowohl beim Mann als auch bei der Frau werden die Geschlechtshormone Östrogen, Progesteron, Testosteron und Androsteron produziert. Allerdings ist aufgrund ihres unterschiedlichen Mengenverhältnisses die Wirkung bei der Frau anders als beim Mann.

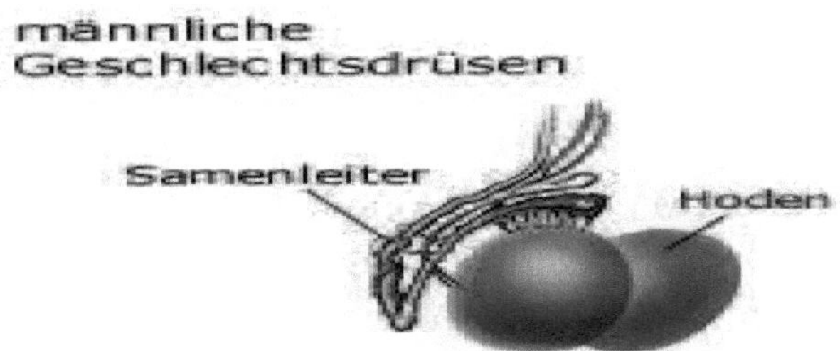

Die männlichen Geschlechtsmerkmale - zum Beispiel Bartwuchs und tiefe Stimme - sind durch ein Übergewicht an Testosteron und

---

10 Vgl. https://www.gesundheit.de/lexika/anatomie-lexikon/hormonsystem/geschlechtsdruesen

Androsteron geprägt. Dagegen sind Östrogen und Progesteron für die weiblichen Geschlechtsmerkmale - zum Beispiel die Entwicklung der Brüste und Verbreiterung der Hüften - verantwortlich.

Mehr zum Thema: https://www.gesundheit.de/lexika/anatomie-lexikon/hormonsystem/geschlechtsdruesen

XI. Substantiv:[11]

Geschlechtsdrüse (Deutsch)

Substantiv, *f*[Bearbeiten]

	Singular	**Plural**
Nominativ	die Geschlechtsdrüse	die Geschlechtsdrüsen
Genitiv	der Geschlechtsdrüse	der Geschlechtsdrüsen
Dativ	der Geschlechtsdrüse	den Geschlechtsdrüsen
Akkusativ	die Geschlechtsdrüse	die Geschlechtsdrüsen

Worttrennung:

Ge·schlechts·drü·se, Plural: Ge·schlechts·drü·sen

Aussprache:

IPA: [ɡəˈʃlɛçt͡sˌdʁyːzə]

Hörbeispiele: 🔊 Geschlechtsdrüse (Info)

Bedeutungen:

[1] *Anatomie:* Drüse, in der Keimzellen und Geschlechtshormone gebildet weden

Synonyme:

[1] Gonade, Keimdrüse

[11] Vgl. https://de.wiktionary.org/wiki/Geschlechtsdr%C3%BCse

Beispiele:

[1] „Indes ist der Funktionsausfall der *Geschlechtsdrüsen* zwar ein typisches, aber längst nicht das einzige Langzeitrisiko der Krebstherapie.“[1]

Übersetzungen*[Bearbeiten]*

Für [1] siehe Übersetzungen zu Keimdrüse

Referenzen und weiterführende Informationen:

[1] Wikipedia-Artikel „Geschlechtsdrüse“

[1] Digitales Wörterbuch der deutschen Sprache „Geschlechtsdrüse“

[1] Duden online „Geschlechtsdrüse“

[1] Wissenschaftlicher Rat der Dudenredaktion (Herausgeber): *Duden, Deutsches Universalwörterbuch.* 6. Auflage. Dudenverlag, Mannheim/Leipzig/Wien/Zürich 2007, ISBN 978-3-411-05506-7, Seite 681

Quellen:

↑ Martin Lindner: *Das harte Los der Überlebenden.* In: *Zeit Online.* Nummer 31, 26. Juli 2007, ISSN 0044-2070 (URL).

XII. Grammatik:[12]

Grammatik Substantiv

Aussprache

Worttrennung Ge-schlechts-drü-se

eWDG, 1967

Bedeutung

Keimdrüse

www.openthesaurus.de (08/2020)

Thesaurus

Anatomie

Synonymgruppe

Geschlechtsdrüse · ↗Gonade · ↗Keimdrüse

DWDS-Wortprofil

Typische Verbindungen zu ›Geschlechtsdrüse‹

maschinell ausgesucht aus den DWDS-Korpora

Schilddrüse Tätigkeit männlich münden

[12] Vgl. https://www.dwds.de/wb/Geschlechtsdr%c3%bcse

Detaillierte Informationen bietet das DWDS-Wortprofil zu ›Geschlechtsdrüse‹.

DWDS-Beispielextraktor

Verwendungsbeispiele für ›Geschlechtsdrüse‹

maschinell ausgesucht aus den DWDS-Korpora

Die Hormone können ins Blut übergehen und die männlichen **Geschlechtsdrüsen** beeinflussen.

o. A.: Haarwuchsmittel. In: Bild der Wissenschaft auf CD-ROM, Stuttgart: Dt. Verl.-Anst. 1998 [1997]

Die paarigen **Geschlechtsdrüsen** münden mit gemeinsamer Öffnung weit vorn auf der Unterseite des Hinterleibes.

Reinhardt, Ludwig: Vom Nebelfleck zum Menschen, München: Reinhardt 1909, S. 217

Es ist notwendig für die Funktion der **Geschlechtsdrüsen**, für männliche Potenz und Libido.

o. A. [ur.]: Testosteron. In: Aktuelles Lexikon 1974-2000, München: DIZ 2000 [1981]

Ausfall der **Geschlechtsdrüsen** führt neben Verkümmerung äußerer Geschlechtsmerkmale zu bedeutsamen Veränderungen auf geistigem und seelischem Gebiete.

Hauke, Hugo: Unterrichtsbuch für die freiwilligen Hilfskräfte der Deutschen Frauenvereine vom Roten Kreuz. Berlin: Mittler 1932, S. 41

So reguliert sie die Tätigkeit der Schilddrüse, der Nebennierenrinde, der **Geschlechtsdrüsen** und die Verteilung der Farbstoffkörper in der Haut.

Die Zeit, 20.05.1966, Nr. 21

Ist Ihnen in diesen Beispielen ein Fehler aufgefallen?

Zitationshilfe

„Geschlechtsdrüse", bereitgestellt durch das Digitale Wörterbuch der deutschen Sprache, <https://www.dwds.de/wb/Geschlechtsdr%C3%BCse>, abgerufen am 23.11.2020.

Weitere Informationen ...

alphabetisch vorangehend

Geschlechtschromosom
Geschlechtscharakter
Geschlechtsbeziehung
Geschlechtsbetätigung
Geschlechtsbestimmung

alphabetisch nachfolgend

Geschlechtsfolge
Geschlechtsgenosse
geschlechtshierarchisch
Geschlechtshormon
Geschlechtsidentität

Weitere Wörterbücher

- Deutsches Wörterbuch (¹DWB) (0)

- Deutsches Wörterbuch, Neubearbeitung (²DWB) (0)
- Wörterbuch der deutschen Gegenwartssprache (WDG) (2)

Belege in Korpora

Referenzkorpora

- DWDS-Kernkorpus (1900–1999) (43)
- DWDS-Kernkorpus 21 (2000–2010) (0)
- DTA-Kernkorpus (1598–1913) (47)

Metakorpora

- DTA-Kern+Erweit. (1465–1969) (51)
- Historische Korpora (1465–1969) (60)
- Referenz- und Zeitungskorpora (frei) (115)

Zeitungskorpora

- Berliner Zeitung (1994–2005) (2)
- Tagesspiegel (1996–2005) (1)
- Die ZEIT (1946–2018) (18)

Webkorpora

- Blogs (0)

Spezialkorpora

- DTA-Erweiterungen (1465–1969) (4)
- Archiv der Gegenwart (1931–2000) (1)
- Polytechnisches Journal (0)

- Filmuntertitel (0)
- Gesprochene Sprache (0)
- DDR (0)
- Politische Reden (1982–2020) (0)

XIII. Akzessorisch:

Akzessorische Geschlechtsdrüsen[13]

- Allgemein
- Ampulla ductus deferentis (Samenleiterampulle, Glandula ampullaris)
- Glandula vesicularis (Samenblasendrüse)
- Glandula prostatis (Vorsteherdrüse, Prostata)
- Glandula bulbourethralis (Harnröhrenzwiebeldrüse)

Allgemein

Wie beim Mensch entwickeln sich die akzessorischen Geschlechtsdrüsen unserer Haustiere aus den epithelialen Knospen des Sinus urogenitalis und des Wolff'schen Ganges. Bei den Haussäugetieren kommen vier akzessorische Geschlechtsdrüsen vor, von denen jedoch je nach Tierart nicht alle ausgebildet sind. Das Sekret der akzessorischen Geschlechtsdrüsen bildet das Seminalplasma, welches 80- 90 % des Ejakulatvolumens ausmacht. Das Seminalplasma beeinflusst die Spermienfunktion über Nährstoffe und die Anheftung von Proteinen an die Spermienmembran. Ausserdem induziert es die Vorwärtsmotilität der Spermien. Entwicklung und Funktion der akzessorischen Geschlechtsdrüsen sind abhängig von Androgenen, insbesondere der luminal verfügbaren. Wird ein

[13] Vgl. http://www.embryology.ch/vet/de/ugenital/akzessorisch01.html

männliches Tier vor Erreichen der Geschlechtsreife kastriert, bleiben die akzessorischen Geschlechtsdrüsen unterentwickelt, bei einer Kastration im höheren Alter atrophieren die Drüsen und stellen ihre Sekretion ein.

Abb. 10 - Akzessorische Geschlechtsdrüsen beim Stier

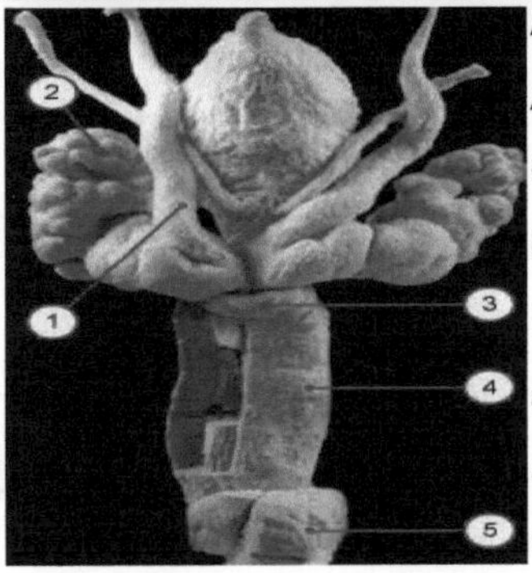

Abb. 10 Akzessorische Geschlechtsdrüsen beim Stier. Beim Rind sind sämtliche akzessorischen Geschlechtsdrüsen ausgebildet.

1 Ampulla ductus
2 deferentis
3 Gl. vesicularis
4 Corpus prostatae
5 M. urethralis
Gl. bulbourethralis

Abb. 11 - akzessorische Geschlechtsdrüsen beim Hengst

Legende

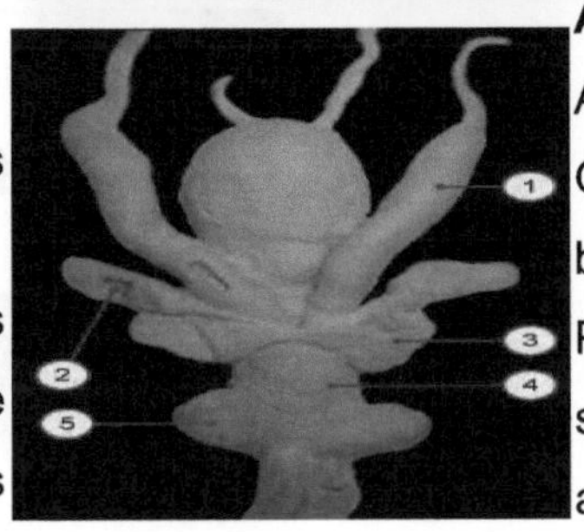

Abb. 11 Akzessorische Geschlechtsdrüsen beim Hengst. Beim Pferd sind sämtliche akzessorischen Geschlechtsdrüsen

1 Ampulla ductus
2 deferentis
3 Gl. vesicularis
4 Corpus prostatae
5 M. urethralis
Gl. bulbourethralis

ausgebildet.

Abb. 12 - akzessorische Geschlechtsdrüsen beim Eber	**Legende**
1 Gl. vesicularis 2 Corpus prostatae 3 Gl. bulbourethralis	**Abb. 12** Akzessorische Geschlechtsdrüsen beim Eber. Beim Schwein fehlt die Ampulla ductus deferentis, auffallend gross sind hingegen die Gll. bulbourethrales.

Abb. 13 - akzessorische Geschlechtsdrüsen Hund Rüde	**Legende**
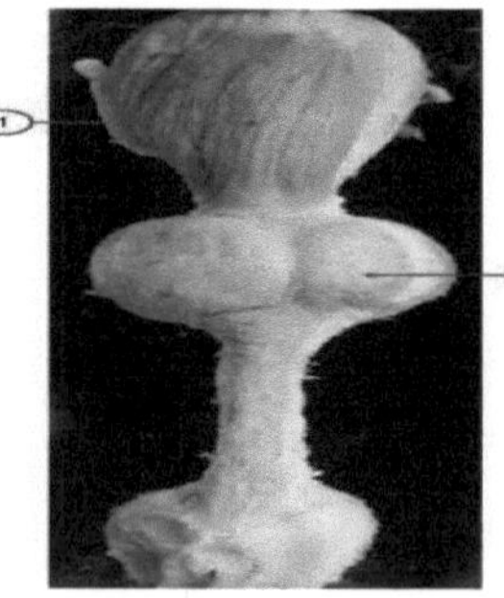 1 Harnblase 2 Corpus prostatae	**Abb. 13** Akzessorische Geschlechtsdrüsen beim Rüden. Beim Hund fehtl die Gl. vesicularis, die Ampulla ductus deferentis ist unauffällig.

Ampulla ductus deferentis (Samenleiterampulle, Glandula ampullaris)

Die Samenleiterampulle befindet sich bei allen Haussäugetieren als Pars glandularis am Ende des Ductus deferens. Es handelt sich um in die Lamina propria eingelagerte einfach-verzweigte, tubulöse Drüsen. Beim Hengst, Stier und beim Rüden ist die Pars glandularis spindelförmig erweitert und führt zu einer makroskopisch erkennbaren Auftreibung des Samenleiters, während die Drüse beim Eber und beim Kater nur histologisch als Pars glandularis nachweisbar ist.

Glandula vesicularis (Samenblasendrüse)

Die paarig angelegten Glandulae vesiculares entwickeln sich aus dem distalen Teil des Ductus deferens und liegen lateral desselben in der Plica genitalis. Diese zusammengesetzte, tubulo-alveoläre Drüse fehlt dem Rüden und dem Kater, kommt aber bei Hengst, Schwein und Pferd vor.

Ihr Beitrag zum Seminalplasma besteht aus einem viskösen Sekret, das Fructose und Prostaglandine enthält.

Glandula prostatis (Vorsteherdrüse, Prostata)

Diese zusammengesetzte, tubulo-alveoläre Drüse liegt am Anfangsabschnitt der Pars pelvina der Harnröhre. Sie kann unterteilt werden in ein Corpus prostatae, das der Pars pelvina dorsal aufsitzt, und der Pars disseminata, die in die Lamina propria der Urethra eingelagert ist und somit innerhalb des Musculus urethralis liegt. Das Corpus setzt sich aus zwei Lobi und einem Isthmus zusammen und liegt dem Musculus urethralis aussen an. Bei den kleinen Wiederkäuern kommt kein Corpus prostatae vor, wohl aber eine Pars disseminata. Beim Pferd ist die Situation umgekehrt. Das Corpus prostatae ist augebildet, die Pars disseminata fehlt hingegen. Bei Stier, Eber, Rüde und Kater besteht die Prostata aus beiden Anteilen. Das Sekret der Prostata ist serös (Rüde) bis seromukös, enthält Fructose, Zitronensäure und Phosphatase. Es induziert die aktive Vorwärtsbewegung der Spermien und neutralisiert den pH des Scheidenmilieus.

Glandula bulbourethralis (Harnröhrenzwiebeldrüse)

Diese zusammengesetzte, tubulo-alveoläre Drüse liegt an der Pars pelvina der Harnröhre vor dem Ausgang der Beckenhöhle und ist von Muskulatur umgeben (M. bulboglandularis). Ihr Sekret ist mukös (beim Schwein gelatinös) und wird als Vorsekret abgegeben zur Neutralisierung der Harnröhre, da Urin die Spermien angreifen kann. Dem Hund fehlt diese Drüse.

XIV. Anregung:

Die Keimdrüsen des Menschen[14]

Als Keimdrüsen (=Gonaden) werden Geschlechtsorgane bezeichnet, in denen Sexualhormone und Keimzellen gebildet werden.

Bei Männern heißen sie Hoden (=Testis), bei Frauen sind es die Eierstöcke (=Ovarien). Sie sind bei beiden Geschlechtern paarig angelegt.

Die Hoden des Mannes befinden sich im Hodensack. Ihre Aufgabe ist die Spermienproduktion (=reife Samenfäden), was als Spermatogenese bezeichnet wird. Die eigentliche Spermatogenese beginnt erst mit der Pubertät (=Geschlechtsreife) und dauert bis ins hohe Alter an.

Außerdem bilden die Hoden die männlichen Sexualhormone (=Androgene), vor allem das Testosteron. Testosteron bewirkt in der Pubertät die Entwicklung der Geschlechstmerkmale (Penis, Hodensack, Geschlechtsdrüsen, Körperbehaarung, Muskelaufbau), beim erwachsenen Mann die Aufrechterhaltung dieser Merkmale und die Reifung der Spermien.

Die Eierstöcke der Frau befinden sich im Körperinneren. In ihnen werden die Eizellen produziert. Die Ureizellen sind schon bei der Geburt vorhanden, ab der Pubertät reifen diese in monatlichen hormonabhängigen Zyklen. In den Eierstöcken werden außerdem

[14] Vgl. https://www.naturheilt.com/Inhalt/Keimdruesen.htm

die weiblichen Geschlechtshormone, vor allem Östrogene und Gestagene gebildet. Diese steuern die Eizellenreifung.

Keimdrüsen Anregung

Die Keimdrüsen oder Gonaden sind beim Mann die Hoden (Testes) und bei der Frau die Eierstöcke (Ovarien). Ihre Funktion ist die Sexualität, worunter Biologen die Rekombination der Gene verstehen. Daraus resultieren Zellen und Individuen mit neuen Eigenschaften, weil die Chromosomen neu verteilt werden und so das Erbgut neu gemischt wird. Sogar einzelne Bruchstücke der Chromosomen können untereinander ausgetauscht werden. Diese genetische Rekombination beginnt bereits während der Entstehung der Keimzellen. Daher haben die Spermien und die Eizellen (Oocyten) schon vor der Befruchtung eine individuelle, auch vom Elter abweichende Erbausstattung.

Während der Bildung der Spermien und Eizellen (Spermatogenese und Oogenese) vollzieht sich sogar der wichtigste Schritt der genetischen Rekombination. Dieser Prozess ist eine besondere Zellteilung, die Reifeteilung oder Meiose. Doch auch die Befruchtung ist Teil der Rekombination. Die Verschmelzung von Eizelle und Spermium kreiert eine zufällige Zusammenstellung eines einzigartigen Chromosomen-Satzes und mündet so ins Heranwachsen eines unverwechselbaren Menschen. Eine Ausnahme bilden hier nur eineiige Zwillinge. Doch auch hier ist das Erbgut nicht völlig identisch. Ein winziger Teil des Genoms unterscheidet auch sie.

Anmerkung: Grund dafür ist die zufällige Aufteilung des extrachromosomalen Erbgutes. Diese Genom-Fraktion ist nicht in den Chromosomen, sondern außerhalb des Zellkerns beheimatet. Das extrachromosomale Erbgut ist das Genom der „Zell-Kraftwerke", den Mitochondrien. In ihnen findet die „Verbrennung" (Oxidation) von Zucker und Fett statt. Die mitochondriale DNA (mt-DNA) wird nur von den Eizellen auf die Nachkommen vererbt und niemals von den Spermien. Daher entstammt es ausschließlich von der Mutter.

Fortpflanzung ist auch ohne Sexualität denkbar und bei niederen Organismen heute noch verbreitet. Die Rekombination der Gene durch Sexualität bietet aber Vorteile für die Arterhaltung. Neue Zusammenstellungen des Erbgutes verhindern nicht nur die Ausprägung von Erbkrankheiten („Inzucht"), sondern erhöhen auch die Chance einer Spezies, sich an wechselnde Umweltbedingungen anzupassen. Und das sichert das Überleben der Art.

Die Gonaden entwickeln sich sehr spät in der Embryogenese. Erst, wenn alle anderen Organ-Systeme angelegt sind, werden die Hoden und Eierstöcke gebildet. Gleichwohl werden die Urkeimzellen (UKZ) schon am 20. Tag der Schwangerschaft abgelegt. Aus diesen Zellen entwickeln sich die Spermien und Oocyten. Die Urkeimzellen wandern in die Anlagen der Gonaden ein, nachdem deren Entwicklung bereits begonnen hat.

Die Geschlechtsreifung (Pubertät) führt dazu, dass die Gonaden aktiv werden und ihre Funktion erfüllen können. Hormonelle Signale aus dem Hypothalamus und der Hypophyse lösen in den Ovarien und den Hoden die Produktion der Hormone aus, die zur Ausbildung der sekundären Geschlechtsmerkmale führen. Das männlichkeitsbestimmende Hormon ist das Testosteron, während die Östrogene die Ausprägung der weiblichen Eigenschaften induzieren. Beide Hormon-Typen werden in auch in beiden Geschlechtern gebildet. Entscheidend ist das Verhältnis der Konzentrationen von Testosteron und Östrogenen zueinander. Beim Mann überwiegt die Ausschüttung des Testosterons und bei der Frau die der Östrogene.

Fruchtbarkeit und Sexualität sind aufgrund ihrer Bedeutung ein herausragender Teil unseres Lebens. Die Fortpflanzung zu sichern und die sexuelle Potenz zu fördern und zu erhalten war das Bestreben der Menschen in allen Kulturen zu allen Zeiten.

Schon in der Antike empfahlen Ärzte Naturheilmittel zur Steigerung der Fruchtbarkeit. Einige der Präparate aus der althergebrachten Naturheil-Medizin sind auch heute noch aktuell. Das gilt für die Präparate der antiken Heilkunde der Griechen, Römer und Araber genauso wie für das Wissen der Traditionellen Chinesischen Medizin. Mehr dazu in meinem Beiträgen:

- Unfruchtbarkeit
- Kinderwunsch
- Fasten bei unerfülltem Kinderwunsch

Freilich sind in der Geschichte der Medizin auch viele Mythen entstanden. Das betrifft besonders die Behandlung von Fruchtbarkeitsstörungen und Potenz-Störungen (Impotenz).

Viele der Mittel und Methoden beruhen auf unsinnigen Legenden und Phantastereien. Ebenso fragwürdig sind aber auch viele Machenschaften der modernen Reproduktions-Medizin.

XV. Prostata:

Eintritt in den heiligsten Tempel des Mannes[15]

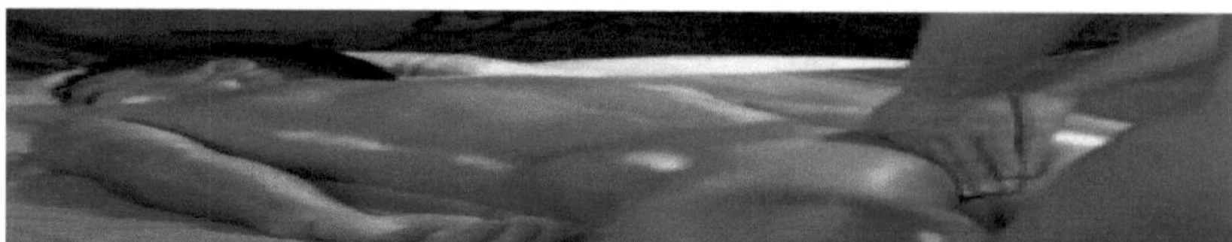

Während der so genannte G-Punkt beim weiblichen Geschlecht vielfältig und öffentlich diskutiert werden darf, fristet das männliche Pendant ein tabuisiertes und höchstens medizinisch interessantes Außenseiterdasein. Dabei ist die Prostata, deren Massage ein besonders stimulierender Effekt folgen kann, ein notwendiger und unabdingbarer Teil der männlichen Natur. Und mit liebevoller Zuwendung kann man damit nicht nur seine Gesundheit unterstützen, sondern auch faszinierende, unbekannte sexuelle Erfahrungen machen. Im asiatischen Kulturkreis kennt man diese Effekte schon seit Jahrtausenden, weshalb im Tantrismus oder der chinesischen Medizin zahlreiche Abhandlungen über diesen heiligsten Bereich des Mannes bekannt sind.

Auch wenn im Sinne spiritueller und sexueller Erfahrungen, die weit über das Stoffliche oder Messbare hinausreichen und primär mittels Intuition und Gefühlen erlebt werden wollen, die Prostata und ihre Reizung eine faszinierende Alternative bieten, ist ein Blick in das nüchterne und häufig sterile Wissen der Medizinanatomie als Verständnisbasis durchaus vorteilhaft. Wer kann im Gegensatz zu anderen bedeutenden menschlichen Organen schon genau sagen,

[15] Vgl. https://www.newsage.de/2010/05/eintritt-in-den-heiligsten-tempel-des-mannes/

wo die Prostata ihren Sitz hat, welche physiologische Funktion sie ausübt, welche energetische Bedeutung sie hat? Als exokrine Geschlechtsdrüse, in Form und Größe einer Kastanie sehr ähnlich, liegt die Prostata gleich unterhalb der Harnblase, wird von hinten vom Enddarm und von vorne vom Bauchfell begrenzt und hat entscheidende Bedeutung im männlichen Urogenitalsystem. In ihr wird nämlich ein Sekret produziert, dass sich bei der Ejakulation mit dem Samen der Hoden vermischt und aufgrund des sauren Milieus die biologische Vorausetzung bildet, die die Spermien für eine erfolgreiche Befruchtung benötigen. Etwa fünf bis sieben Zentimeter hinter dem Anuseingang kann man die Prostata als weiche Kugel an der vorderen Darmwand ertasten und aufgrund der lokalen Nähe auch über den Darmgang erreichen und stimulieren.

Jene taktile Erreichbarkeit ist es auch, die die archaischen asiatischen Kulturen im Rahmen der Tantra-, Lingamund Analmassage erforschten und verantwortungsvoll in ihren Liebeskanon integrierten. Vor allen Dingen emotionale und seelische Aspekte wie Akzeptanz und Lust oder Hingabe und Kontrolle spielen dabei eine große Rolle. Der gesamte Beckenboden und Anusbereich birgt eine Quelle tiefer Lust, die Männer bei entsprechender Stimulation zu einer Öffnung ihres Herzens und einer tief greifenden Verbundenheit mit sich und der Welt führen können. Das Annehmen und Anfassen aller „Endungen" und „Öffnungen" des männlichen Körpers unterstützt den Empfänger dabei, gebundene Energien der Sexualität, Aggression und Lebenskraft wieder in das bewusste Erleben zu integrieren.

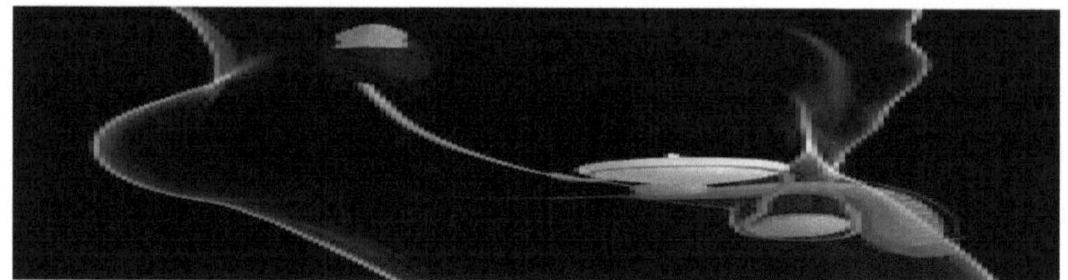

Die Prostatamassage verhilft dem Mann nicht nur zur Fähigkeit, tiefe und lang anhaltende Orgasmen zu haben, sie wirkt sich zudem wohltuend auf den gesamten männlichen Organismus – und insbesondere auf das männliche Urogenitalsystem – aus. Durch die heilsame energetische Öffnung, die während der Prostatamassage auf allen physischen und feinstofflichen Ebenen möglich ist, kann sich die sexuelle Energie im ganzen Körper und im Wesen des Mannes entfalten und wirksam werden.

Bei den Techniken und der Annäherung bietet sich zunächst die indirekte Stimulation der Prostata durch eine behutsame Massage des Dammes, also dem Bereich zwischen Hodensack und Anus, an. Schon leichte bis mittelfeste Fingerdrücke auf jene Stelle haben einen sehr anregenden Effekt, wobei unterschiedliche Griffvariationen die Grenzen der Lust erweitern dürfen. Bei der pulsierenden Massage, bei der die leicht gekrümmten Finger pochend gegen den Damm klopfen, kann dieser Effekt sogar noch verstärkt werden. Die direkte Massage, bei der neben jedweder hygienischer Vorsicht und Gleitmitteln auch emotionale und körperliche Sicherheit unablässig sind, wird die Vorsteherdrüse, der Fachterminus für die Prostata, durch das Eindringen in den Darm mit einem oder mehreren Fingern oder entsprechenden Hilfsmitteln massiert. Die darauf folgenden Reize können dazu führen, dass die

Harnleiter pulsieren und die Beckenbodenmuskeln kontrahieren, so dass eine körperliche Reaktion einsetzt, die dem Orgasmus ganz ähnlich ist. Der interessante Unterschied ist allerdings, dass hier ekstatische Lust erzeugt wird, ohne die äußeren Sexualorgane des Mannes zu berühren oder zu erregen. Von daher ist der Vergleich mit dem weiblichen G-Punkt durchaus angebracht, scheinen doch beide Geschlechter die Fähigkeit zu besitzen, auf zwei verschiedene Arten ihren persönlichen Höhepunkt erreichen zu dürfen. Es gibt genügend Erfahrungsberichte, die all jenen, die sich diesem Bereich bisher nicht zu nähern wagten, Mut und Vertrauen schenken, das Geschenk und den Reichtum der Prostatamassage, die auch „griechische Massage" oder „Prostatadrainage" genannt wird, auszuprobieren. Neben der sexuellen Stimulation wird heutzutage auch im medizinischen Bereich die Wichtigkeit der Massage im Bereich der Gesundheitsvorsorge proklamiert. Dies scheint umso dringender, ist doch der bösartige Tumor in der Prostata das häufigste Malignom bundesdeutscher Männer und Ursache krebsbedingter Todesfälle. So gesehen bringt die Verehrung aller Anteile im Mann, die in der Analmassage ausgedrückt wird, nicht nur sexuelle Glücksgefühle, sondern auch medizinische Hilfeleistung. Auf besonders einfühlsame Art und Weise können die Techniken, die aufgrund der Verletzungsgefahr nicht einfach so oder ohne Anleitung ausprobiert werden sollten, auf der DVD „Prostatamassage" von Busch Production erfahren, erlernt und in den persönlichen Alltag integriert werden. Die Entdeckung des heiligsten Tempels des Mannes ist eine erlebnisreiche Erfahrung, die auf ihre Entdeckung wartet.

XVI. Probleme:[16]

Prostatavergrößerungen sind ein weitverbreitetes Problem der reifen Mannesjahre. Durch allmähliche Größenzunahme drückt die Vorsteherdrüse, die die männliche Harnröhre umschließt, den Urinstrom ab. Er wird gedrosselt mit zunehmender Tendenz zur Erdrosselung. Dadurch kann die Blase nur noch gegen Widerstand mit erheblichem (Druck-)Aufwand entleert werden. Das Loslassen wird anstrengend und die Blase nicht mehr völlig entleert. Das macht einerseits häufiges Wasserlassen notwendig und stört so den Schlaf, andererseits verkommt der Harnstrahl, der Stolz vieler kleiner Jungen, zu einem müden Rinnsal. Der große Bogen des Loslassens bricht kläglich in sich zusammen, öffentliche Pissoirs werden peinlich gemieden, denn die (Strahl-)Schwäche wird demütigend empfunden.

Der stolze Strahl, mit dem kleine Buben wetteifern, wer wohl am weitesten kommt (im Leben?), dient in dieser frühen Zeit auch dazu, sich auf nachdrückliche Weise vom, in dieser Hinsicht, entschieden schwächeren Geschlecht abzusetzen. Hinzu kommt, daß die männliche Haltung beim Urinieren eine Machtposition ist. Mit breit gespreizten Beinen, wird der Strahl offensiv nach vorn gerichtet. Der deutsche Begriff »Vorsteherdrüse« für die Prostata taucht hier auf. Beim Spiel der Buben wird das Glied gerade zum Sportgerät. Schon die Bibel verwendet den von Luther lautmalend gewählten Ausdruck »pissen« als ein Symbol männlicher Stärke. Die entsprechende

---

[16] Vgl. http://www.horstweyrich.de/lycos/prostata.html

weibliche Haltung wirkt dagegen eher demütig. Die Frau hockt sich hin und läßt in gebückter Haltung Wasser.

Wenn diese Unterscheidungsfähigkeit mit fortschreitendem Alter nachläßt, deutet der Körper an, daß man sich dem schwachen Geschlecht annähert. Er kann nun sein Wasser nicht mehr so einfach und im hohen Bogen abschlagen, eine Situation, mit der Frauen immer leben. Der Organismus macht deutlich, daß die Annäherung an den weiblichen Pol auf körperlicher Ebene stattfindet. Der Verdacht liegt nahe, daß die eigentliche Aufgabe, die Annäherung an den eigenen weiblichen Pol, die Anima, zu kurz kommt und der Körper leben muß, was die Seele meidet. Das Symptom zeigt die Aufgabe: Es geht um die Rücknahme männlicher Größenphantasien. Der Körper macht ehrlich und zwingt dem Betroffenen die Erkenntnis auf, daß es mit seinem männlichen Strahl und der diesbezüglichen Ausstrahlung nicht mehr so weit her ist. Gleichzeitig konkretisiert sich die Aufgabe der Annäherung an den weiblichen Pol auf übertragener Ebene.

Ein gängiger therapeutischer Hinweis wirft zusätzliches Licht auf das Krankheitsbild. Aufgabe der Prostata ist es, Flüssigkeit zu produzieren, damit beim Geschlechtsverkehr alles gut rutscht und die Samen auf ihrer Reise versorgt sind. Die Größe der Prostata nimmt folglich durch Entleerung ab. Insofern ist der urologische Rat konsequent, der regelmäßige sexuelle Betätigung empfiehlt. Ist der Patient diesbezüglich unwillig oder -fähig, zwingt er den Urologen selbst Hand anzulegen. Der in den After eingeführte Finger kann Druck auf die vergrößerte Prostata ausüben und sie durch diese anale Massage auspressen. Allerdings ist die eigene sexuelle Betätigung überlegen, weil der Samenerguß entlastend hinzukommt.

Das Krankheitssymptom will den Patienten zwingen, sich mehr auf seine Sexualität einzulassen. In diesem Zusammenhang ist interessant, daß in arabischen Kulturen, wo häufige sexuelle Betätigung bis ins Alter für den wohlhabenden Scheich die Regel ist, keine vergleichbaren Prostataprobleme auftreten. Andererseits ist die Prostatahyperplasie auch häufig das Ergebnis von Impotenz. Die Drüse produziert Flüssigkeiten, die dann nicht mehr verbraucht werden. Sie stauen sich, und der Ausbau des Stauraums wird nötig. Das Krankheitssymptom drängt auf mehr Sexualität und damit zur Anerkennung und Bearbeitung des Themas Polarität. Der Patient hat es offenbar versäumt, sich ausreichend damit zu beschäftigen. So muß ihm mehr körperlicher Kontakt zum weiblichen Geschlecht empfohlen werden und mehr seelischer Kontakt zur eigenen weiblichen Seite. Mit fortschreitendem Alter werden sich die Schwerpunkte von der sexuellen Begegnung zu jener mit der Anima verschieben. Dabei wird aber die körperliche Ebene bei diesem Symptom in dem Maße wichtig bleiben, wie sie bisher zu kurz gekommen ist. Zusätzlich kann auch der männliche Pol auf nachträgliche Bearbeitung warten.

Die anschwellende Vorsteherdrüse deutet auch auf die Notwendigkeit von zusätzlichem Wachstum der Männlichkeit hin. Das große Ziel aber bleibt, den Gegenpol in sich zu verwirklichen, nicht auf der Ebene des Urinstrahls, sondern auf der geistig-seelischer Ausstrahlung.

Fragen

1. Inwieweit fühle ich meine männliche Ausstrahlung geschwächt? Fühle ich mich zu alt und verbraucht zum Sex?

2. Wo kämpfe ich gegen zäh wachsende Widerstände an?

3. Was stimmt mit meinem Loslassen nicht? Wo staue ich etwas an?

4. Bin ich im Leben zu kurz gekommen?

5. Wo habe ich den großen Bogen raus? Wo habe ich ihn aus den Augen verloren?

6. Welche Rolle spielt das Weibliche in meinem Leben, welche das »schwache Geschlecht«? Welche die (sexuelle) Begegnung mit ihm?

7.Inwieweit bin ich der Weiblichkeit in mir begegnet?

XVII. Chakra:[17]

Chakra kommt eigentlich von dem Wort Sanskrit. Sanskrit bedeutet ungefähr so viel wie Rad. Der menschliche Körper besteht aus sieben wichtigen Chakren und vielen weiteren kleineren Chakren.

Allgemein
Diese sieben Chakras beginnen am Anfang der Wirbelsäule und ziehen sich hoch bis zu der Oberseite deines Kopfes. Sie spiegeln, ähnlich wie ein Rad, die kontinuierlich widerholenden Drehkräfte und Energien des Körpers wieder. Die Wurzelstütze (1. Chakra) hat die geringste Drehenergie wohingegen das höchste Kronen- oder Scheitelchakra die schnellste Geschwindigkeit aufzeigt. Sobald diese Chakren unregelmäßig drehen, unsymmetrisch arbeiten wird dein Leben dazu neigen, nicht synchron mit deinen Erwartungen zu verlaufen. Müdigkeit, Stress und andere gesundheitliche Probleme können auftreten. In solchen Fällen ist es wichtig, wieder ein Gleichgewicht deiner Chakren herzustellen.

Anreize – Farblehre

Stimulationen für jedes Chakra kann aus Farben und einer Reihe von Edelsteinen gezogen werden.

Im Grunde genommen geht es um die sieben Farben des Regenbogens: Rot, Orange, Gelb, Grün, Blau, Indigo und Violett. Ziel ist es nicht sich möglich schnell und weit zu öffnen, da durch das übertriebende Versuchen einer unvorstellbar große universelle Ernergie durch deinen Körper fließt, der du nicht gewachsen bist.

[17] Vgl. http://www.spirituelle-erleuchtung.de/chakra.html

Die Folge daraus ist eine zu große Energielast, die keine Erleuchtung bringen kann. Wichtig ist vor allem Geduld und einer schrittweise Vorgang.
Es gibt eine klare Anordnung der Chakras untereinander, sie entsprechen dem Zustand des dazugehörigen Organs.

Überblick
Hier eine kleine Übersicht um dir das Thema verständlicher zu machen.

Chakra für Einsteiger

1.Wurzelchakra
zum Dickdarm und Anus verbunden
Einfluss auf: Überlebensdrang, Finanzielle Unabhängigkeit, Nahrung

2. Sakral
zur Geschlechtsdrüse, Hoden, Harnwege, Blase und Nieren verbunden
Einfluss auf: Glücklichkeit, Sexualität, Überfluss

3. Solar Plexus
zur Blase, Milz, Leber, Dünndarm und Magen Gallen verbunden
Einfluss auf: Selbstwertgefühl, Persönlichkeitsentwicklung

4. Herz
mit dem Herzen und Armen verbunden
Einfluss auf: Innerer Frieden, Liebe

5. Hals
mit Hals und Lunge verbunden
Einfluss auf: Kommunikation, Ausdruck von Gefühlen

6. Stirn/Drittes Auge
mit dem Gesicht, Nase, Augen und Gehirn verbunden
Einfluss auf: Denken, Entscheidungen, Intuition

7. Krone
auf den gesamten Menschen bezogen, entspricht keinem einzelnen Organ
Einfluss auf: Spiritualität, Wahre Erfüllung, Erleuchtung, Innere Vollkommenheit

XVIII. Drüsen:[18]

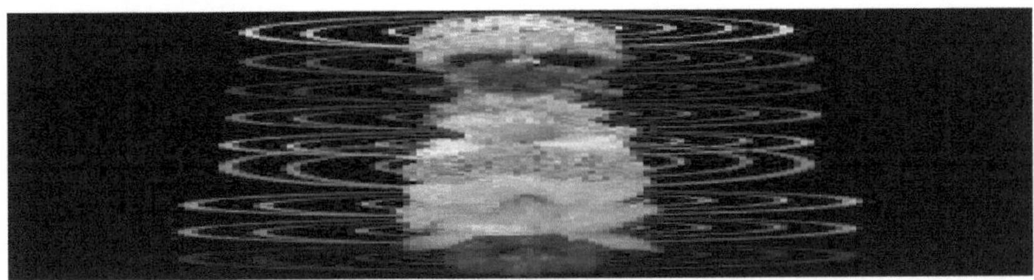

Diverse Lehren besagen, dass die Lage der Drüsen denen der sieben Haupt-Chakren entspricht, also der unserer Energiezentren. Jedes einzelne Chakra hat eine ganz bestimmte Bedeutung für den Körper, die Seele und die Spiritualität, das bewusste Sein – es spielt somit eine tragende Rolle bei der Regelung des Nervensystems, der Drüsen und Organe. Kurz: Die Chakren haben in ihrem Zusammenspiel großen Einfluss auf die Funktion des Körpers wie auf die physische und psychische Gesundheit.

Spezielle Asanas tragen dazu bei, die endokrinen Drüsen in ihren Funktionen zu aktivieren und zu stärken!

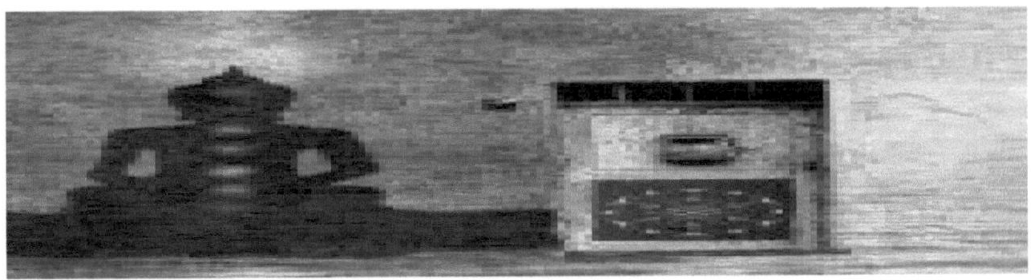

Hier eine kleine Übersicht über die Zuordnung der endokrinen Drüsen zu den sieben Haupt-Chakras:

[18] Vgl. https://www.lovelightjoy-yoga.com/druesen-chakren/

1. Chakra > Wurzelchakra

Endokrine Drüse: Nebenniere

Hormone: Adrenalin, Noradrenalin, Aldosteron

Lebensthemen: Lebenskraft, Urvertrauen, Sicherheit, Ur-Instinkte, Bodenhaftung, materielle Ebene des Lebens, Stabilität, innere Stärke, im eigenen Körper präsent sein, sich zugehörig fühlen

Element: Erde

2. Chakra > Sakral-Chakra

Endokrine Drüse: Keimdrüsen (Eierstöcke, Hoden)

Hormone: Östrogen, Testosteron, Progesteron

Lebensthemen: Lebendigkeit, Kreativität, Emotionen empfinden und ausdrücken, Sinnlichkeit, gesunde Sexualität, Begehren

Element: Wasser

3. Chakra > Solarplexus-Chakra

Endokrine Drüse: Bauchspeicheldrüse

Hormone: Insulin, Glucagon

Lebensthemen: Glaubenssätze, inneres Kind, Persönlichkeit, Selbstsicherheit, Willen, Macht, Handeln, Kontrolle, Verantwortungsbewusstsein, Disziplin, gesunde Wut

Element: Feuer

4. Chakra > Herz-Chakra

Endokrine Drüse: Thymusdrüse

Hormon: Thymosin

Lebensthemen: Liebe, Hingabe, Heilung, Beziehung, Empathie, Sensitivität, Herzensfreude, Taktgefühl, Vergebung, Verrat, Schmerz und Trauer überwinden

Element: Luft

5. Chakra > Hals-Chakra

Endokrine Drüse: Schilddrüse

Hormon: Thyroxin

Lebensthemen: Selbstausdruck, Wahrheit, Verbindung zum höheren Selbst, Kommunikation, Integrität, Authentizität, Einzigartigkeit, Individualität, Konfliktfähigkeit, Selbstverpflichtung

Element: Äther

6. Chakra > Stirn-Chakra

Endokrine Drüse: Hypophyse (Hirnanhangsdrüse)

Hormone: Vasopressin, Pituitrin

Lebensthemen: Intuition, innere Führung, Inspiration, Präsenz, Klarheit, Hellsicht, Vision, Fantasie, Übersinnlichkeit

Element: Geist

7. Chakra > Kronen- oder Scheitel-Chakra

Endokrine Drüse: Epiphyse (Zirbeldrüse) / Gehirn

Hormone: Serotonin, Melatonin

Lebensthemen: Verbindung mit dem Universum, All-eins-Sein, Erleuchtung, göttliche Liebe

Element: Kosmos

XIX. Körper:

Der physische Körper

und seine feinstofflichen psychischen und spirituellen Körper[19]

Scheitel-Chakra (Zirbel-Drüse)

Geistiges Auge(Hirnanhangdrüse)

Hals-Chakra

(Schilddrüse)

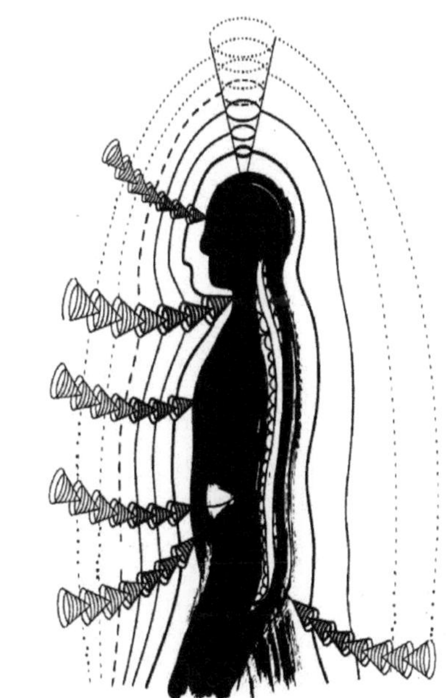

Herz-Chakra

(Thymusdrüse)

Sonnengeflecht (Bauchspeichel-Drüse)

Milz-Chakra

(Nebennieren)

Wurzel-Chakra

(Keimdrüsen)

[19] Vgl. http://lichtleben.de/html/spirituelle_korper.html

XX. Erstes Chakra:

Wurzelchakra – das erste aller sieben Chakren[20]

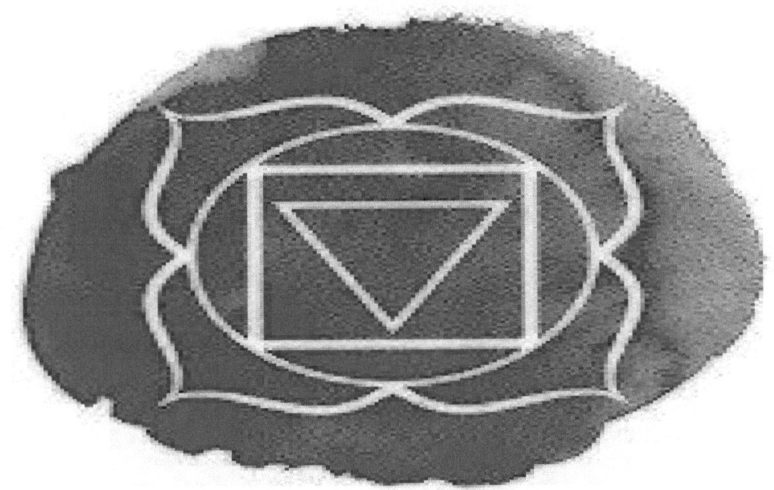

Das Wurzelchakra befindet sich in der Anordnung aller Chakren an erster Stelle – auf energetischer Ebene verbindet es uns daher auch mit der Erde und der Materie. Das Hauptthema des Wurzelchakras ist Sicherheit und Stabilität.

Wie verwurzelt sind wir in Gruppen? Was bedeutet Heimat für uns? Wie tief ist unser Urvertrauen? Und wie groß unser Bedürfnis nach Sicherheit? Erfahren Sie mehr über das Wurzelchakra.

[20] Vgl. https://www.viversum.de/online-magazin/wurzelchakra

Was sind Chakren eigentlich?

Chakra ist ein uraltes Wort, das eigentlich aus dem Sanskrit stammt und ein fester Bestandteil der hinduistischen Philosophie ist – es bedeutet so viel wie Rad oder Kreis. Kein Wunder also, dass es sich bei den Chakren auch um feinstoffliche Energiewirbel handelt, die wie unsichtbare Räder ihre energetischen Kreise drehen. Dabei wirken sie wie kleine Schaltzentralen, die im Körper für einen ausgewogenen Strom aller Lebensenergie sorgen, bis auch die letzte Zelle erreicht ist.

Insgesamt verfügt jeder Mensch über sieben **Hauptchakren** – und über diese wird all die uns umgebende Energie, auch Prana (Lebensenergie) genannt, im gesamten Körper verteilt.

Die sogenannten Nadis, auf komplexe Weise miteinander verknüpfte Energiekanäle, transportieren dann Prana genau dorthin im Körper, wo es gerade benötigt wird. Sind eines oder mehrere Chakren jedoch blockiert, kann auch die Lebensenergie nicht mehr ungehindert fließen. Es kommt zu energetischen Blockaden, die sich sowohl auf psychischer wie auch physischer Ebene auswirken können – dem kann man aber mit ganz bestimmten Speisen oder auch einer speziellen Aromatherapie entgegenwirken.

Das Wurzelchakra

Das Wurzelchakra symbolisiert auf energetischer Ebene unser Urvertrauen sowie auch unsere Urinstinkte, die es uns dereinst möglich gemacht haben, die essentiellen, menschlichen

Bedürfnissen zu erfüllen und so überhaupt das Überleben zu sichern. Es geht also um den Wunsch nach Sicherheit, Wärme und Schutz. Nach Versorgt-Sein, Nahrung und Sättigung. Wer ein gutes Wurzelchakra hat, der spürt auch die auch starke Verbindung zur Erde und fühlt sich fest verwurzelt mit seiner Heimat, seiner Familie oder seinen Freunden. Denn das Wurzelchakra verbindet unseren physischen Körper mit der physischen Welt – wir spüren mit ihm geradezu die Energien der Erde.

Das Hauptthema des Wurzelchakras ist deshalb auch Sicherheit und Stabilität. Auf seelischer Ebene ist das Wurzelchakra die Basis für unser gesamtes Sein und zeigt an, auf welche Weise wir uns in diesem Leben spirituell weiterentwickeln können und wollen.

Blockade des Wurzelchakras

Ist unser Wurzelchakra blockiert, gerät auch unsere spirituelle und geistige Evolution ins Stocken – denn nur, wenn das Wurzelchakra geöffnet und frei ist, sind wir auch wirklich in der Lage, uns ganz den natürlichen Abläufen des Lebens hinzugeben. Ist das Wurzelchakra blockiert, können auf körperlicher Ebene dann sehr häufig Verdauungs- oder Rückenprobleme, auf seelischer Ebene Existenz- und Verlustängste auftreten. Sehr hilfreich ist die **Chakra Meditation**. Hier erfahren Sie mehr, wie Sie **blockierte Chakren öffnen**.

Wurzelchakra und seine Entsprechungen

Name: 1. Chakra, Wurzelchakra, Mūlādhāra (Sanskrit)

Sitz: Unteres Ende der Wirbelsäule
Symbol: Quadrat
Zahl: **Vier**
Element: **Erde**
Farbe: **Rot**
Aromatherapie: Rosmarin, Ingwer, Nelke, Vetiver, Zypresse, Weihrauch, Myrrhe
Edelsteine: roter Granat, **rote Koralle**, **roter Rubin**, **Hämatit**, Onyx, **Blutjaspis**, Rhodonit
Speisen: Pastinaken, Kartoffeln, Karotten, Rote Beete, Hülsenfrüchte, Nüsse, Milch, Tofu
Geistige Ebene: Sicherheit, Lebenskraft, Urvertrauen, Bodenhaftung, Lebenskraft
Symptome bei Blockaden: **Angst vor Veränderungen**, Verlust oder mangelnder Zugehörigkeit zu einer Gruppe, Überlebensangst

Das Wurzelchakra symbolisiert die ganz ursprüngliche Lebensenergie. Um hier Blockaden aufzulösen oder alte Verletzungen zu heilen will, muss man sich also ganz konkret mit seinen Wurzeln beschäftigen und dazu oft bis in die eigene Kindheit zurückgehen. Erdende Speisen, Gartenarbeit oder Töpfern sind außerdem gute Methoden, um Geist und Körper wieder miteinander in Einklang zu bringen.

Neugierig auf die geheimnisvolle Welt der Chakren geworden? Dann finden Sie gleich mehr über alle sieben Chakren heraus:

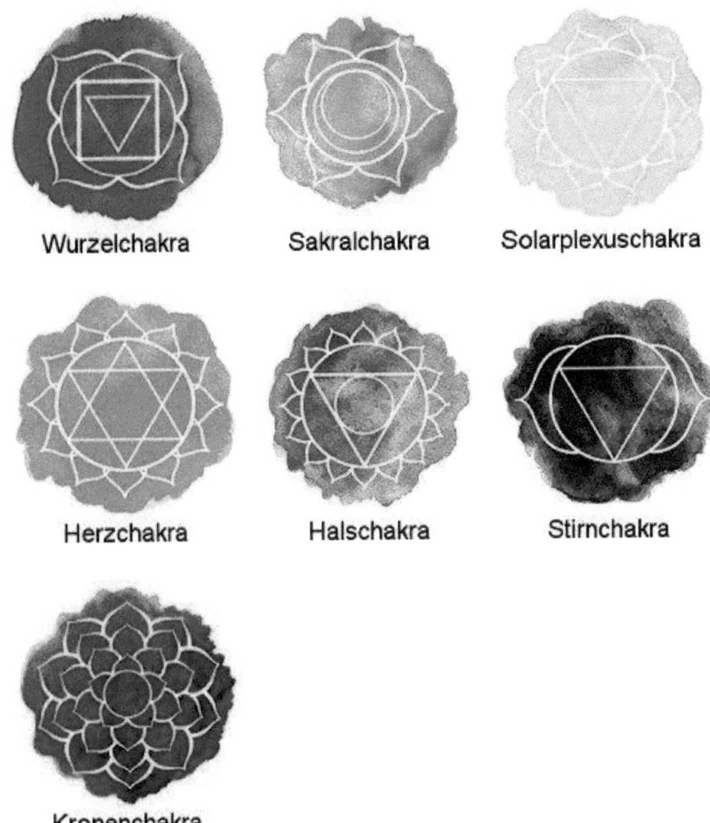
Wurzelchakra
Sakralchakra
Solarplexuschakra
Herzchakra
Halschakra
Stirnchakra
Kronenchakra

XXI. Wurzelchakra:[21]

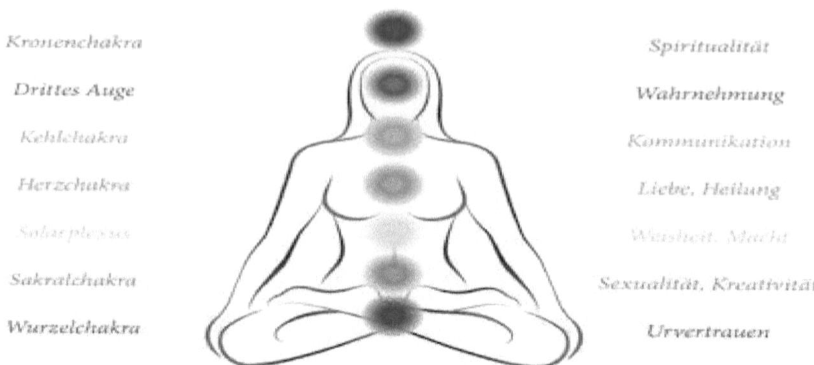

Das Wurzelchakra ist eines der sieben Hauptchakren im menschlichen Körper. Als **erstes Chakra** liegt es am unteren Ende der Wirbelsäule, in unmittelbarer Nähe zum Beckenboden. Im Sanskrit, der vermutlich ältesten Sprache der Welt, heißt das Wurzelchakra: **Muladhara**. Es setzt sich aus zwei indo-europäischen Wörtern zusammen. „Mula", was so viel bedeutet wie „Wurzel". „Adhara" hingegen steht für Fundament oder auch Unterstützung. Das Wurzelchakra bildet somit die Basis in unserem Energiesystem und grenzt nach oben an das Sakralchakra an – es ist gewissermaßen die Wurzel für die Entwicklung der eigenen Spiritualität und des gesamten Chakren-Systems. Im 1. Chakra ruht die Kundalini-Energie. Dieser schlangenförmige Energiefluss wird durch Bewusstseinserweiterung aktiviert und kann bis ins 7. Chakra, dem Kronenchakra, aufsteigen.

[21] Vgl. https://www.blumen-des-lebens.de/wurzelchakra/

Die Wurzelchakra Resonanzfarbe ist **Rot** und das ihm zugeordnete Element ist die **Erde**. Dem Wurzelchakra ist ein spezielles Symbol zugewiesen: Der **vierblättrige Lotos**.

Welche Bedeutung hat das Wurzelchakra?

Nach unten geöffnet stellt das Wurzelchakra eine energetische Verbindung zur Erde her. Das Basischakra, wie es auch oftmals bezeichnet wird, verwurzelt uns regelrecht. Mit seiner erdenden Wirkung sorgt ein „intaktes" Wurzelchakra dafür, dass wir mit beiden Beinen fest im Leben stehen. Ebenfalls im Wurzelchakra „angesiedelt" ist das Urvertrauen – eine innere emotionale Sicherheit. Dieses positive Grundgefühl, sowohl anderen Menschen als auch uns selbst zu vertrauen, entwickeln wir bereits in den ersten Lebensmonaten.
Das Wurzelchakra ist ebenso verknüpft mit den im Laufe der Evolution entstandenen Instinkten und den elementaren und überlebenswichtigen Bedürfnissen: Wärme und Geborgenheit, Essen und Trinken, Sicherheit und Schutz.
Dem Muladhara-Energiezentrum werden – aufgrund seiner Nähe zum Beckenboden – Dickdarm, Enddarm und unser Verdauungssystem zugeordnet. Ist das Wurzelchakra ausgeglichen, befinden wir uns in einer guten körperlichen Verfassung.

Was sind die Ursachen für Störungen und Blockaden des Wurzelchakras

Störungen des Wurzelchakras sind weit verbreitet. Ursachen dafür können fehlende oder unzureichende Gefühle von Geborgenheit und Sicherheit in den ersten 5 Lebensjahren sein. Da im Wurzelchakra unsere eigenen Erlebnisse und Emotionen gespeichert werden, können beim älteren Menschen Traumata, die z.B. durch körperliche Gewalt, Existenzängste und die fehlende Verbindung zur eigenen Seele entstehen, massive Belastungen hervorrufen.

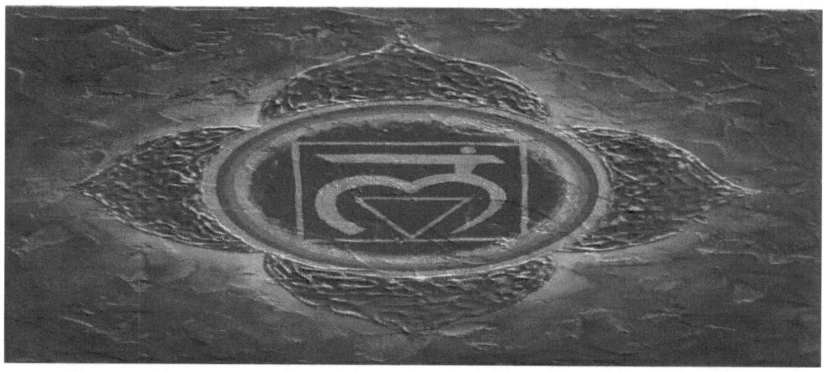

„Energiebild: Wurzelchakra Urvertrauen“

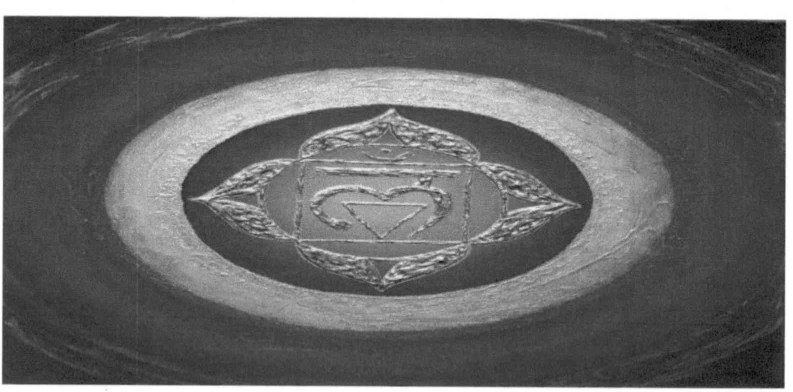

„Energiebild: Wurzelchakra Erdung“

Wie bemerke ich Störungen im Wurzelchakra?

Störungen in den Chakren können durch ein zu hohes oder ein zu niedriges Energieniveau in entsprechenden Bereichen hervorgerufen werden.

Hauptanzeichen bei einem unteraktiven Wurzelchakra:

- Mangelnde Selbstdisziplin, mangelndes Organisationstalent, Ziellosigkeit
- Geringes sexuelles Interesse
- Mangelnde Lebensfreude bis hin zur Depression
- Erkrankungen des Verdauungssystems, Problem im unteren Rücken, Blutdruckschwankungen, Venenleiden, Blutarmut

Hauptanzeichen bei einem überaktiven Wurzelchakra:

- Stark ausgeprägte Emotionen wie Wut und Ärger anderen gegenüber
- Abhängigkeit von äußeren Sicherheiten wie Arbeit, Geld oder anderen Menschen
- Mangelnde Lebensfreude bis hin zur Depression
- Extrem ausgeprägtes sexuelles Interesse

Wie aktiviere und öffne ich mein Wurzelchakra

Das Ziel in der Chakrenarbeit ist immer ein ausgeglichenes Energiezentrum – eine Balance zwischen einem „Zuviel" und einem „Zuwenig" herzustellen. Für eine Stärkung des Wurzelchakras sorgen Faktoren, die unsere Erdung und Erdverbundenheit stärken. Dazu zählen beispielsweise Gartenarbeit, Aufenthalt in der

Natur/Wald/Berge/Meer, Barfußlaufen, erdende Nahrung. Auch Symbole, Farben, Edelsteine, Duftstoffe, Aromen bilden eine gute Unterstützung.

Folgende Behandlungen und Herangehensweisen wirken stärkend auf das Wurzelchakra:

- Aufarbeitung von Traumata
- Auseinandersetzung mit existenziellen Ängsten
- Spezielle Chakren-Meditation
- Spezielle Körperarbeit: Massage, Yoga…
- Körperlicher Genuss zur Entwicklung eines neuen Verhältnisses zur Körperlichkeit: Gutes Essen, Zärtlichkeit…

Meditative und spirituelle Energiebilder für das Wurzelchakra

Mit meinen wunderschönen und handgemalten Energiebildern für das Wurzelchakra lade ich Dich zum Entspannen und Meditieren ein. Die außergewöhnlichen Energiebilder in sattem Rot mit der Blume des Lebens und dem vierblättrigem Lotosblatt sind eine wahre Wohltat fürs Auge und wirken auf den Betrachter ausgleichend und beruhigend. Wie andere Kraftbilder auch, helfen sie dabei, zur eigenen Mitte und inneren Balance zurückzufinden. Darüber hinaus fördern sie Konzentration und Kreativität. Als dekorative Schmuckstücke für die Wand sorgen die außergewöhnlichen Unikate für eine (spirituelle) Wohlfühl-Atmosphäre. Damit sind Wurzelchakra-Bilder für jeden Raum geeignet, in den Ruhe und meditative Entspannung einkehren soll, wie zum Beispiel das Schlafzimmer. Auch in Yogastudios, Meditationszentren und Wellness-Oasen oder aber in betrieblichen

Meetingräumen und Chill-Out-Lounges eignen sich die Gemälde sehr gut als Wandgestaltung.

XXII. Basiszentrum:

Mūlādhāra, Wurzelchakra, Basischakra, Wurzelzentrum, Basiszentrum[22]

1. Chakra, das Wurzelchakra / Muladhara-Chakra (Mula = Wurzel, adhara = Stütze)

Das Wurzelchakra ist das unterste Chakra und befindet sich auf der Höhe des Steißbeins. Es ist nach unten geöffnet und verbindet uns energetisch zur Erde. Es ist unsere Wurzel, heißt dementsprechend Wurzelchakra. Hier liegt die erste Bewusstseinsstufe des Menschen. Nach der Geburt erfährt der junge Mensch sich selbst zunächst als hilflos. Sein Bewusstsein ist Urvertrauen und Sicherheit. Dieses Chakra verbindet uns mit der physischen Welt, dem Irdischen. Eine Störung kann sich körperlich z.B. in Verstopfungen, Kreuzschmerzen oder durch Knochenerkrankungen äußern. Seelisch tritt sie in Form von existentiellen Ängsten oder einem Mangel an Vertrauen zu anderen auf.

Kurzübersicht - Informationen & Zuordnungen

In folgender Tabelle haben wir die wichtigsten Informationen und Zuordnungen, die dem Wurzelchakra entsprechen, für dich zusammengefasst:

Namen	Mūlādhāra , Wurzelchakra, Basischakra, Wurzel-Zentrum, Basiszentrum, 1. Chakra

[22] Vgl. https://www.lichtkreis.at/wissenswelten/chakren-wissen/wurzelchakra/

Themen	Ursprüngliche Lebenskraft; grundlegende Überlebensbedürfnisse des Menschen; körperliche Ebene der Sexualität; Urvertrauen; Verbundenheit mit der Erde; Beziehung zur materiellen Ebene des Lebens; Stabilität und Durchsetzungskraft.
Lage	zwischen Anus und Genitalien
Energieaufnahme	öffnet sich nach unten, nimmt Energie von unten auf
Körper-Zuordnung	feste Bestandteile des Körpers, Knochen, Wirbelsäule, Zähne und Nägel Beeinflusst Darm, Prostata, Blut und Zellaufbau. Wirksam für die Erdverbundenheit, impulsgebend für alle sinnlichen Genüsse.
Sinnesfunktion	Geruchssinn
Drüsen	Nebennieren/Milz und vermutlich die Peyerschen Lymphfollikel
Hormone	Adrenalin, Noradrenalin, Aldosteron, Cortison
Steine	Achat, Blutjaspis, Granat, rote Koralle, Rubin, Granat, Hämatit, Onyx, Rhodonit, schwarzer Turmalin
Farben	Rot
Element	Erde
Aromen	Nelke, Rosmarin, Ingwer, Vetiver, Zypresse, Zeder

Bachblüten	Clematis, Sweet Chestnut, Rock Rose
Räucherstoffe	Dammar, Kampher, Weihrauch, Myrrhe, Zeder, Narde, Moschus, Sandelholz, Aloeholz, Eichenmoos, Vetiver, Patchouli, Nelke, Copal
Mantra	LAM
Symbol	Vierblättrige Lotusblüte
Lichtwesen	**Aufgestiegene Meister:** Lady Nada, Seraphis Bey, Christus, Pallas Athene, Sanat Kumara **Erzengel:** Uriel

Die persönlichen, wie auch die gesamten Bedürfnisse des Lebens und Überlebens auf Erden, fallen in den Wirkungsbereich des Wurzelchakras. Z.B. Sicherheit, Überleben, Vertrauen, die Beziehung zu Geld, zuhause, Beruf. Die Fähigkeit, geerdet zu sein und im hier und jetzt präsent zu sein. Das Wurzelchakra erstrebt ebenfalls die Verbindung der Person zu seiner Mutter und zur Mutter Erde.

Ist das Wurzelchakra geöffnet, sind harmonische Funktionen, wie tiefe, persönliche Verbundenheit mit der Erde und ihren Bewohnern, ungetrübte Lebenskraft, Zufriedenheit, Stabilität und innere Stärke ein Zeichen dafür.

Disharmonische Funktionen in den Teilen des Körpers, die von diesem Chakra kontrolliert werden, weisen auf Anspannungen in den Teilen des Bewusstseins der Person hin, die mit diesem Chakra in Verbindung stehen. Gibt es dort einige Anspannungen, erlebt man es als ein Gefühl von Unsicherheit. Mehr Anspannung wird als

Angst erfahren. Noch mehr Anspannung, wird als Überlebensangst erfahren.

Aktiviertes Wurzelchakra:

Ein aktiviertes erstes Chakra findet man bei Menschen, die "bodenständig" sind, mit "beiden Beinen im Leben stehen". Menschen mit einem stark entwickelten Wurzelchakra, bejahen das Leben, strahlen eine vitale Frische aus und sind materiell gesehen oft äußerst erfolgreich.

Ein ausgeglichenes Wurzelchakra, vermittelt das Gefühl der Sicherheit. Die Angst, machtlos zu sein, ist überwunden, Liebe und Vertrauen sind vorhanden. Die Verbindung zur Erde, zum Beständigen, stellt den Bezug zur Realität her.

Sensitive Menschen mit einem ausgeglichenen Wurzelchakra sind in der Lage, ihre esoterischen Fähigkeiten auszuschöpfen und ihre Anlage zu vervollkommnen. Dazu gehören die Fähigkeiten, den Körper zu verlassen, Visionen ohne Angst wahrzunehmen und Hellsichtigkeit für andere Menschen hilfreich umzusetzen.

Kurzfassung - Indikatoren für störungsfreies Wurzelchakra

Lebenskraft, gute gesundheitliche Konstitution, Urvertrauen, Sicherheit, Geborgenheit, mit beiden Beinen auf der Erde, Ausdauer, Durchhaltevermögen, stabile Knochen und Nägel, gute Zähne, gute problemlose Verdauung und Ausscheidung

Blockiertes Wurzelchakra:

Ist das Wurzelchakra blockiert, fehlt es an Antriebskraft. Morgens kommt man kaum aus dem Bett, tagsüber ist alles ermüdend und am Abend geht es wieder früh ins Bett zurück. Da die Energie nicht fließt, ist der gesamte Körper energetisch unterversorgt. Auf psychischer Ebene, führt dies zu einer undifferenzierten, konturlosen Persönlichkeit, die schnell zu beeindrucken ist und wenig Ecken und Kanten zu bieten hat. Diese Symptome vergehen, wenn das Wurzelchakra (wieder) belebt wird und die rohe Erdenergie ungehindert in den gesamten Energiehaushalt fließen kann.

Kurzfassung - Indikatoren für Störungen / Blockaden im Wurzelchakra:

Mangelnde Lebensenergie, wenig Lebensfreude, mangelndes Vertrauen ins Leben, Existenzängste, Misstrauen, Phobien (z. B. vor Spinnen oder ähnlichem), psychische Kraftlosigkeit, Depressionen, Darmerkrankungen, Hämorrhoiden, Verstopfung, Durchfall, Kreuzschmerzen, Hexenschuss, Ischialgien, Knochenerkrankungen, Osteoporose, Schmerzen in Beinen und Füßen, Krampfadern und Venenleiden, Blutarmut, Blutdruckschwankungen, stressbedingte Erkrankungen, allergische Beschwerden

Funktion der Drüsen, die dem Wurzelchakra zugeordnet sind:

Die Nebennieren bestehen aus Rinde und Mark. Sie sind an der Steuerung des Eiweiß-, Kohlenhydrat-, Salz- und Wassergleichgewichts beteiligt. Die Nebennierenrinde produziert das Hormon Aldosteron, das Nebennierenmark unter anderem das Hormon Adrenalin, außerdem noch Noradrenalin und Cortison. Adrenalin steigert den Stoffwechsel. Außerdem ist es bekannt als Flucht-, Kampf- oder Stresshormon, wobei es bei der Vorbereitung auf lebensbedrohliche Notsituationen hilft. Die Peyerschen Lymphfollikel/Lymphdrüsen befinden sich im Appendix und in den Darmwänden. Sie sind wichtig für die (lokale) Immunreaktion des Körpers. Eventuell auch zum Sakral-Chakra gehörig.

XXIII. Muladhara:[23]

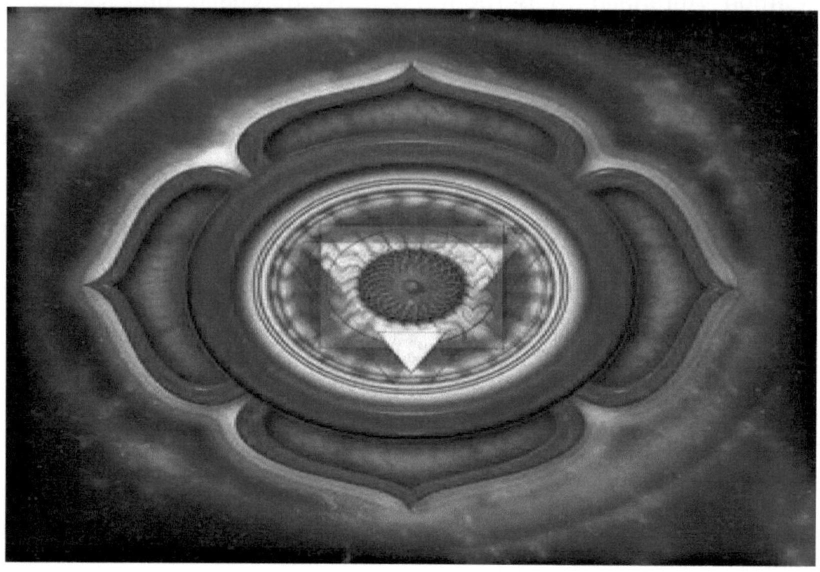

Wurzelchakra (1. Chakra, Muladhara): Lebenskraft und Urvertrauen. Bedeutung, Aufgabe, Farbe, Störungen, Blockaden und Öffnen des Wurzelchakras.

1. Chakra (Sanskrit: Muladhara = Wurzel, Stütze)

Das Wurzelchakra ist das erste wesentliche Haupt-**Chakr**a des Körpers und befindet sich am Damm, zwischen den Genitalien und dem Anus sowie dem Steißbein. Seine Resonanzfarbe ist rot. Es steht in Resonanz zum physischen Körper und Ätherkörper und bildet eine wichtige Basis für die Entwicklung des gesamten Chakren-Systems und die spirituelle Evolution. Sein Element ist die Erde.

---

[23] Vgl. https://www.chakren.net/chakra/wurzelchakra/

Die Themen des Wurzelchakras sind:

Vitalität, Lebenskraft, Überleben, Sicherheit, Körperlichkeit, im Leben stehen und Erdung.

Übersicht Wurzelchakra

Nachfolgend sind die wichtigsten Informationen und Zuordnungen das Wurzelchakra betreffend zusammengefasst:

Name	**Wurzelchakra, Mūlādhāra (Sanskrit)**
Lage im Körper	Zwischen Anus und Genitalien
Resonanz-Energiekörper	Physischer Körper, Ätherkörper
Farbe	Rot
Element	Erde
Geistige Qualitäten	Sicherheit, Lebenskraft, Ur-Vertrauen und Ur-Instinkte, Verbindung zu allem Irdischen, Beziehung zur materiellen Ebene des Lebens (Geld, Macht, Karriere etc.), Stabilität und innere Stärke, Bodenhaftung
Blockierende Ängste	Überlebensangst, Angst vor Veränderungen, Angst durch mangelnde Zugehörigkeit zu einer Familie oder einem Stamm, Angst

	davor im Körper zu sein.
Zugehörige endokrine Drüse / Nervengeflecht	Nebennierendrüse / Plexus Sacralis
Hormone	Adrenalin, Noradrenalin, Aldosteron
Sinn	Geruchssinn
Unterstützung / Stärkung durch Edelsteine	Bei Ursache in diesem Leben: roter Achat, Blutjaspis, Granat, rote Koralle, Rubin, Hämatit, Onyx, Rhodonit, schwarzer Turmalin. Bei Ursache im karmischen Bereich: Edelsteine des Dritten Auges.
durch Aroma	Nelke, Rosmarin, Ingwer, Vetiver, Zypresse, Zeder Dammar, Kampher, Weihrauch, Myrrhe, Zeder,
durch Räucherstoffe	Narde, Moschus, Sandelholz, Aloeholz, Eichenmoos, Vetiver, Patchouli, Nelke, Copal
durch Nahrung	Erdende Wurzelgemüse: Karotten, Rote Beete, Kartoffeln, Pastinaken, Rettich, Radieschen, Klettenwurzel, Rüben, Kohlrabi.Festigkeit vermittelnde

	Proteine: Hülsenfrüchte, Nüsse, Milch, Milchprodukte, Tofu und Sojaprodukte.Stärkende Saaten: Kürbiskerne (Prostata!), Pinienkerne, Sesam, Sonnenblumensamen, Öle aus o.g. Saaten.

Bedeutung und Aufgabe

Das Wurzelchakra ist die Verbindung mit dem physischen Körper, der physischen Welt, den Energien der Erde und bestimmt generell unsere Beziehung zur materiellen Ebene des Lebens.

Das Hauptthema des Wurzelchakras ist Sicherheit und Stabilität, und gerade weil es das erste und unterste Chakra ist, ist es von enormer Bedeutung. Das Wurzelchakra ist die Grundlage und Basis für unser Dasein und unsere Evolution als Seele in einem Körper. Es ist die Brücke zur körperlichen Welt, das Einlassen der Seele auf die Erfahrung des Inkarniert-Seins.

Ohne ein geheiltes Wurzelchakra ist keine nachhaltige spirituelle Evolution möglich. Erst ein geöffnetes Wurzelchakra ermöglicht es uns, dem Leben angstfrei zu begegnen, mit dem Fluss des Lebens zu fließen und uns wirklich auf die Erfahrung einzulassen, durch die unsere Seele wachsen kann. Nur auf dieser Grundlage ist authentische Spiritualität überhaupt möglich – vielfach wird Spiritualität sonst zu einer Flucht vor einem Leben, das zu bedrohlich und unsicher erscheint, eine eskapistische Spiritualität, welche sich stets nach dem Licht der höheren Sphären sehnt, dieses jedoch nie in die physische Erfahrung zu integrieren vermag. Es liegt auf der Hand, dass eine solche angstbasierte Spiritualität kaum zu wirklicher Transformation führen kann und die Lage oftmals eher verschlimmert als verbessert.

Das Wurzelchakra steht in Verbindung mit unseren Ur-Instinkten und unseren grundlegenden persönlichen und körperlichen Bedürfnissen des Lebens und Überlebens: Unser Bedürfnis nach Nahrung Sicherheit, Wärme, Schutz und Heimat, nach einem zu Hause, nach der Zugehörigkeit zu Unseresgleichen und nach Beruf(-ung). Seine starke Verbindung zu Beinen, Füßen und dem Skelettsystem, ist sozusagen die Manifestation seines wesentlichen Themas: Völlig verkörpert, stabil und geborgen im Leben zu stehen.

Das Wurzelchakra kann stark beeinflusst werden durch das Erlebnis von Geborgenheit und das Verhältnis und die Verbindung mit der eigenen Mutter zu Beginn des Lebens – dem ersten Bezugspunkt der Seele für die generelle Erfahrung des Lebens in dieser Welt. So hängen die Themen des Wurzelchakras oft mit der Zeit von Schwangerschaft, Geburt und Baby-Alter zusammen. Nach der Geburt erfährt der junge Mensch sich selbst zunächst als hilflos und verloren. Um ein Gefühl von Sicherheit zu entwickeln, ist eine gute Verbindung zunächst zur Mutter und später der Erde von existenzieller Wichtigkeit. Oft entscheiden die ersten Jahre der Kindheit darüber, wie gut sich das Wurzelchakra entwickeln kann.

Das Wurzelchakra wird dem Geruchssinn zugeordnet, was auf den ersten Blick merkwürdig erscheinen mag. Da das Chakra sich jedoch vor allem im Baby-Alter entwickelt, wird die enge Verbindung zum Geruchssinn schnell klar, da dies in dieser Zeit der dominante Sinn ist. Der Geruch der Mutter ist für das Baby der wichtigste Anhaltspunkt in einer sonst eher verwirrenden Erfahrung.

Eine Besonderheit des Basischakras ist, dass in ihm die **Kundalinienergie** ruht und erweckt werden kann. Erst das vollständige Aufsteigen der Kundalini ermöglicht eine irreversible Transformation des Bewusstseins und den dauerhaften Übergang in einen erleuchteten Zustand.

Geöffnetes Wurzelchakra

Ein Mensch mit geöffnetem und Wurzelchakra lebt aus einem Gefühl von Sicherheit, Stabilität und Urvertrauen. Er fühlt sich sicher und wohl im Körper und hat die Angst vor dem Leben und körperlichen Erfahrungen verloren. Er hat eine innere Stabilität und Sicherheit entwickelt, die unabhängig ist von wechselhaften und unsicheren äußeren Umständen. Er fließt gelassen mit dem sich stets verändernden Strom des Lebens, weil er in sich selbst Geborgenheit und Vertrauen gefunden hat. Er ist völlig verkörpert und geerdet, hat eine tiefe, persönliche Verbindung zur Erde und ihren Bewohnern. Er ist in seinem Körper auf diesem Planeten zuhause, steht mit „beiden Beinen im Leben“ und strahlt eine lebensbejahende innere Haltung aus. Materieller Mangel und existenzielle Ängste sind ihm eher fremd.

Wurzelchakra und Gesundheit

Auf der körperlichen Ebene nehmen die Nieren, insbesondere die Nebennieren-Drüsen und der Plexus sacralis die Lebensenergie auf und leiten sie vor allem an folgende Organsysteme weiter:

- Skelettsystem, incl. Zähne
- Beine und Füße
- Haut
- Dammregion
- Dickdarm
- Äußere Geschlechtsorgane
- Lymphsystem
- Nase

Störungen des Wurzelchakras

Störungen des Wurzelchakras entstehen häufig durch Schwierigkeiten und Belastungen, denen der junge Mensch in seinen ersten drei bis fünf Lebensjahren ausgesetzt ist, wenn er keine ausreichende Sicherheit und Geborgenheit erfährt. In späteren Jahren wird das Wurzelchakra hauptsächlich gestört durch Erfahrungen körperlicher Gewalt, Existenzängste, gesellschaftliche Ängste und eine fehlende höhere Berufung und Verbindung zur eigenen Seele. Es besteht im letzteren vor allem eine Verbindung zum Stirnchakra / Dritten Auge. Störungen des Dritten Auges wirken sich sehr häufig indirekt negativ auf das Wurzelchakra aus. Neben der Angst vor Körperlichkeit ist auch eine übertriebene Anhaftung an das Physische oft auf eine Störung im Wurzelchakra zurückzuführen.

Die meisten Ursachen von Blockaden des Wurzelchakras sind tatsächlich im jetzigen Leben und nicht in vergangenen Leben bzw. im Karma zu finden. Demgemäß kommen die meisten Menschen mit einem gesunden Wurzelchakra zur Welt. In den selteneren Fällen, in denen die Störung jedoch karmischer Natur ist, wird der Betroffene sehr starke Ausprägungen und Probleme erleben.

Psychische Auswirkungen einer Blockade im Wurzelchakra

Eine Person mit einem gestörten Wurzelchakra sieht die Welt durch einen Filter der Unsicherheit und erlebt sie mit der existenziellen Anspannung, jederzeit könne etwas Schlimmes passieren. Die grundlegende Erfahrung des Lebens ist negativ. Die Person könnte überzeugt sein, das Leben ist gefährlich, hart und erbarmungslos. Gleichzeitig fehlt ihr aber jede innere Sicherheit, so dass sie gerade das Bedürfnis hat, das äußere Leben müsse stabil und sicher sein. Dies erzeugt eine enorme innere Anspannung und Angst. Da das Wurzelchakra die Basis unserer persönlichen Entwicklung ist, baut sich so eine Persönlichkeitsstruktur auf dieser Grundangst auf, was auch die Erfahrung in allen anderen Chakren stark beeinflusst und prägt.

Oftmals fühlen sich die Betroffenen heimatlos, haben wenig bis keine innere Sicherheit gepaart mit einem geringen Selbstwertgefühl. Sie haben kaum Vertrauen ins Leben und werden oft von starken Existenz- und/oder Geldängsten geplagt. Vielleicht sind sie in ihrem späteren Leben gehetzt und rastlos ohne sichtbaren Grund depressiv.

Aus dieser Angst heraus wird versucht, Sicherheit und Stabilität aus den physischen und sozialen Umständen herzustellen. Das kann sich in einer großen Angst vor Veränderungen äußern, aber auch im genauen Gegenteil, nämlich der Unfähigkeit, sich überhaupt auf irgendetwas einzulassen, da es ja doch zu unsicher erscheint.

Gefühle existenziellen Alleinseins, das Gefühl nirgendwo dazuzugehören, Gefühle von Ohnmacht und Unfähigkeit sind daher häufige Befunde bei einem gestörten Wurzelchakra.

Eine Störung im Wurzelchakra kann zu Fluchtverhalten führen, wie die Flucht in Drogen, Alkohol, Essen, Konsum, Sexsucht – aber auch zu einer spirituellen Flucht. Ebenso kann es häufig zu unbewussten Kompensations- oder gar Bestrafungshandlungen und Krankheiten wie die Bulimie und Magersucht oder zu einem Burn-Out-Syndrom kommen.

Die fehlende Sicherheit kann neben einer übermäßigen Anhaftung an Beziehungen und Umstände auch durch eine Anhaftung an mentale Konzepte, Ideologien und Glaubenssätze kompensiert werden.

Körperliche Auswirkungen einer Blockade im Wurzelchakra

Auf der körperlichen Ebene kann sich eine Blockade des Wurzelchakras häufig in folgenden Problemen zeigen: Generelle Kränklichkeit und Immunschwäche, Energielosigkeit, Haut-,

Knochen- und Skelettkrankheiten, Probleme in Beinen und Füßen, in der Analregion und Hämorrhoiden, erektile Dysfunktion und/oder Probleme, einen Orgasmus zu erleben (bei beiden Geschlechtern). Eine Erschöpfung der Nebennierenfunktion (Morbus Addison) bewirkt chronische Müdigkeit und geringe Ausdauer. Meiner Beobachtung nach, vermindern sich diese Symptome und Belastungen oder gar Erkrankungen – teilweise sogar schlagartig – wenn die rohe Erdenergie wieder ungehindert durch den gesamten Energiehaushalt fließen kann.

Wurzelchakra öffnen

Das Wurzelchakra öffnet sich, wenn die existenzielle Angst und das Misstrauen gegenüber dem Leben losgelassen werden können und es gelingt, sich vollständig auf die körperliche Erfahrung einzulassen.

Folgende Herangehensweisen können helfen, das Wurzelchakra zu öffnen:

- Aufarbeitung von frühkindlichen oder karmischen Traumata
- Entwicklung eines neuen Verhältnisses zu Körperlichkeit, Loslassen der Angst vor Schmerz
- Auseinandersetzung mit Existenzängsten, Überlebensängsten
- **Chakra-Meditation** und Energiearbeit
- Körperarbeit um gefrorene Angst im Körper zu lösen und den Körper zu spüren und zu erfahren. (Massage, Yoga, therapeutische Körperarbeit)

- Körperlicher Genuss in Form von Sex, gutem Essen, Zärtlichkeit, Kuscheln
- Interaktion mit der Natur z.B. durch Gartenarbeit, Bäume, Wald, Sonne, insbesondere die Abendsonne und die rote untergehende Sonne, Berge, das Meer, insbesondere Ozeane
- Unterstützung durch Edelsteine, Klangschalen, Aromen, **Räuchern**, Ernährung

Wirsame Meditationen für das Wurzelchakra finden sich auf der Seite **Chakra-Grundmeditation** und **Meditation Wurzelchakra.**

Eine Ausführliche Beschreibung zur Öffnung des Wurzelchakras finden sich auf der Seite **Wurzelchakra öffnen**.

XXIV. Öffnung:

Lerne dein Wurzelchakra zu öffnen und werde innerlich frei[24]

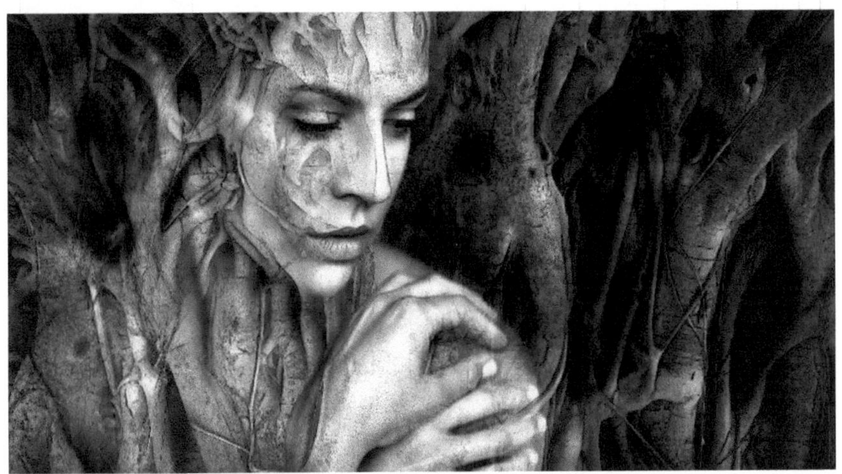

Lerne dein Wurzelchakra zu öffnen und werde innerlich frei

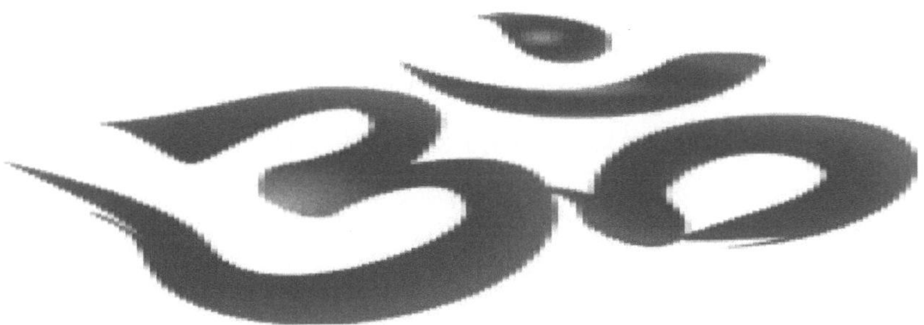

Wurzelchakra, auch Basischakra = Muladhara

mul = Basis

adhara = Unterstützung

[24] Vgl. https://www.taste-of-power.de/wurzelchakra/

Die Hauptchakren unseres Kö[r]pers, so auch das Wurzelchakra, befinden sich entlang unserer Wirbelsäule. Sie ziehen sich durch die senkrechte Mittelachse unseres Körpers. Der Kanal, der die Energien der einzelnen Chakren miteinander verbindet, wird **Sushumna** genannt. In ihm steigt die Kraft des Kundalini auf. Diese Kraft gleicht den tantrischen Lehren nach einer Schlange, welche eingerollt am unteren Ende der Wirbelsäule, also im Wurzelchakra, schläft. Diese Schlange kann durch Tantra und Yoga erweckt werden. Durch eine entsprechende Lebensweise und speziellen Übungen wird das Kundalini nach und nach die Chakrenebenen durchstoßen und dich befreien. So wie es auch in einer tantrischen Erfahrung blitzartig durch deinen Körper stoßen kann.

Warum du dein Wurzelchakra öffnen solltest

Fühlst du dich sicher? Durchfließt dich ein Ur-Vertrauen in die Welt, in das Leben? Bist du ein gelassener Mensch, den so schnell nichts aus der Ruhe bringen kann? Und stehst du fest mit beiden Beinen auf der Erde, tief verwurzelt und voller Zuversicht?

Genau das sind die Themen des Wurzelchakras, auch Basischakra genannt.

Es geht um Sicherheit und es geht um Angst. Nicht um die kleinen Ängste und Sorgen, die uns so im Laufe des Lebens beschleichen, sondern um die große, die existenzielle Angst, die vielen von uns tief im Nacken sitzt.

Dieses ständige Flüstern im Kopf, dass ja etwas Schlimmes bevorstehen könnte. Diese Stimme schweigt bei manchen Menschen nicht einmal in Momenten größten Glücks. Das Wurzelchakra ist in diesem Fall geschlossen. Viele Menschen versuchen sich mit festen Normen und Regeln zu retten. Alles muss vorhersehbar sein. Risiken, die nicht kalkulierbar sind, werden so gut es geht ausgeschlossen. Es ist wie eine Sucht nach Stabilität, die sehr anstrengend und ermüdend ist. Die Angst ist ein ständiger Begleiter. Das zermürbt unseren Geist.

Der Fluss des Lebens ist stark gestört und die Schlange, das Kundalini hat keine Chance durch unseren Körper zu fahren. Die Basis ist zu! Der Weg verschlossen.

„Das Leben aber steckt doch voller Gefahren!“ wird mir vielleicht jemand entgegnen. Ja, das Leben ist nicht sicher. Nichts auf dieser Welt ist sicher. Es lauern Gefahren, wir müssen Hürden überwinden und Umwege gehen und manchmal geht es auch einfach viel zu früh gar nicht weiter. Nur was ist das für ein Leben, welches in ständiger Angst und Sorge um die Zukunft verbracht wird. Wie soll so ein Glück in der Gegenwart möglich sein? Es geht bei der Öffnung des Wurzelchakras nicht darum, dass dir hernach „nichts mehr passieren kann“. Was du aber erfährst ist die absolute Sicherheit, dass du alles was auf dich zukommt meistern wirst. Du wirst es überleben und du erfährst die Gelassenheit derer, die wissen das alles vorüber geht. Alles Schöne, aber auch alles Schlechte.

Du wirst innerlich erstarken und eine tief verwurzelte Sicherheit erlangen, welche dich völlig frei werden lässt von sämtlichen äusseren Umständen. Mit einem geöffneten und ausgeglichenem Muladhara wirst du dich sehr fit und aktiv fühlen. Du packst Dinge an und gehst mutig in das Leben. Alles Materielle, welches dir scheinbaren Halt schenkte, wird zur Nebensache. Deine Heimat ist das Leben, die Natur.

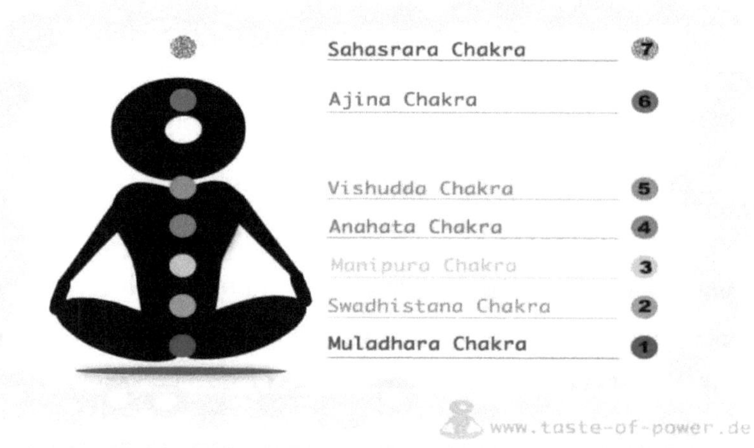

– Die sieben Chakren in einer Übersicht –

Die Ursache für eine Störung im Wurzelchakra können Schwierigkeiten mit deiner Familie oder ein verletztes Vertrauen zu deinem Partner oder wichtigen Menschen sein, viele Umzüge oder Reisen. Auch finanzielle Probleme oder körperliche Leiden, die dich belasten und aus der Bahn werfen, können eine Störung auslösen. Oft wird eine Beeinträchtigung des Wurzelchakras durch die diffuse Angst begleitet, dass die eigene Familie und wir selbst nicht genügend mit dem Notwendigsten versorgt sein könnten oder das es dazu kommt, dass wir sie nicht mehr versorgen können. Es fehlt das Gefühl von Sicherheit. Die Umwelt wird zumeist als Bedrohung wahrgenommen und man selbst fühlt sich machtlos ausgeliefert. Ein weiteres Merkmal ist das Gefühl, dass es keinen Platz für einen auf dieser Welt gibt. Irgendwie gehört man nirgendwo so richtig hin. Andere wiederum haben die Angst ihre eigenen Ziele niemals erreichen zu können. Bedürfnisse sind da, aber es fühlt sich an, als würden sie keine Erfüllung finden. Typisch auch das Gefühl der sozialen Einsamkeit, ganz alleine auf der Welt zu sein. Kein Mensch der für einen da ist, niemand der sich um einen sorgt oder einem hilft.

Psychische Störungen des Wurzelchakras:

- sehr schwach ausgeprägtes Selbstbewusstsein
- mangelndes Selbstwertgefühl
- müde und antriebslos, wenig Energie
- Phobien
- Unsicherheit
- Mangelnde Disziplin
- starke Anspannung
- Ängste
- materialistischer Lebensstil
- Drang sich selbst zu bestrafen oder etwas zu kompensieren (wie Ritzen, Magersucht, Bulimie, Burn-Out-Syndrom)

Physische Störungen des Wurzelchakras:

- Probleme mit der Verdauung
- Schmerzen in Hüften, Beinen und Füßen
- Hauterkrankungen
- Knochen- und Skelettkrankheiten
- Schmerzen am untersten Punkt des Rückens (Steißbeingegend)
- Probleme mit dem Ischias
- Erkrankungen deren Ursachen auf ein Übermaß an Stress zurückgehen
- schwaches Immunsystem
- Probleme mit den Atemwegen
- Allergien

Kurz & Knapp: Fakten zum Wurzelchakra

Die Farbe des Wurzelchakras ist ein dunkles Rot.

Das Symbol ist eine Blume mit vier Blütenblättern.

Dem Chakra sind Brahma, der Gott der Schöpfung und Dakini, die Himmelstänzerin zugeordnet.

Auf körperlicher Ebene steuert das Wurzelchakra die Beine, die Nieren und unser Immunsystem. Auffallende Probleme in diesen Bereichen können auf ein gestörtes Wurzelchakra zurückzuführen sein, welche sich erheblich verbessern oder gar verschwinden, wenn du lernst dieses Chakra wieder zu öffnen.

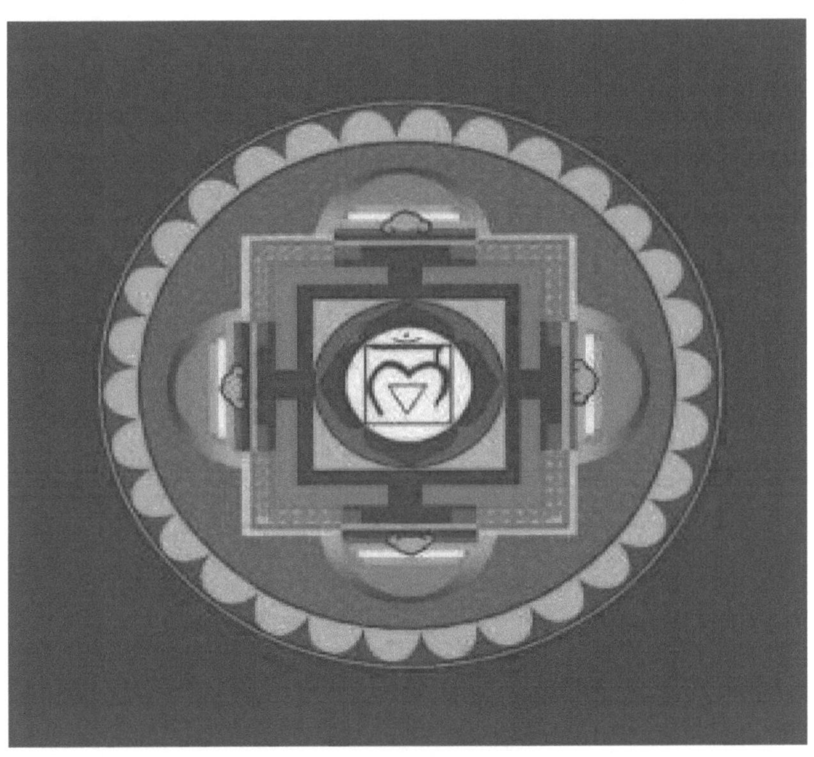

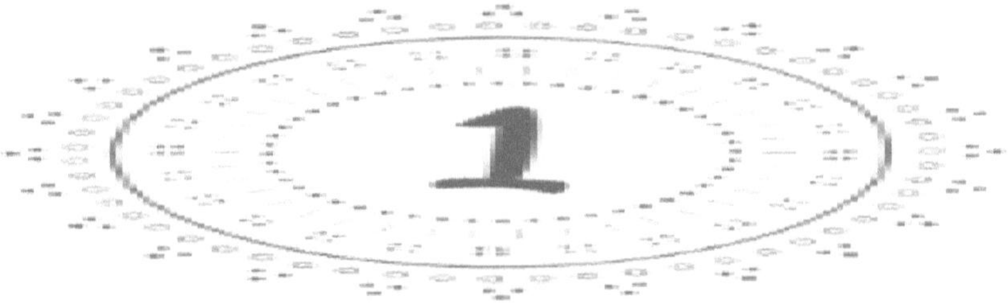

Nutze die Kraft spezieller Ãsanas

Um das Wurzelchakra zu öffnen bieten sich vor allem Ãsanas an, welche stehend ausgeführt werden. Der Stand der Füße auf dem Boden wird dir helfen dich zu erden. Führe die Übungen regelmäßig, wenn möglich täglich, aus. Sie werden dir Sicherheit und Stabilität schenken.

Ãsana – Der Baum

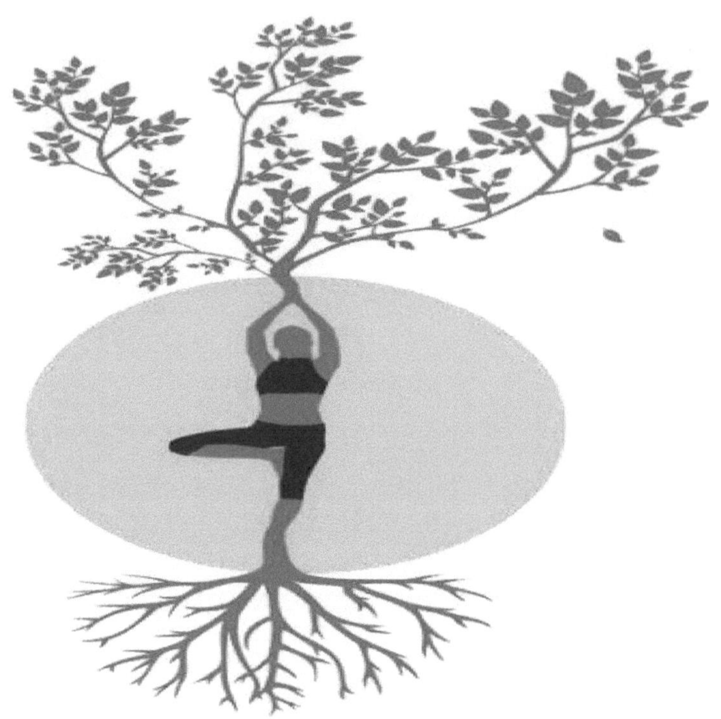

Stehe mit beiden Füßen stabil auf dem Boden. Verkrampfe dich nicht, sondern sei einfach ganz entspannt. Lasse deine Arme locker neben deinem Körper herunter hängen. Beine und Knie sollen durchgestreckt sein, die Fußspitzen zeigen nach vorne. Dein ganzer Körper, dein gesamtes Gewicht liegt auf der Sohle deines Fußes, welche flach auf dem Boden steht. Schaue fokussiert nach vorne und halte deine Wirbelsäule gerade, lasse deine Schultern unten und hebe sie nicht an. Lasse deinen Atem ruhig und entspannt fließen. Diese Āsana heißt Tadasana, die Berghaltung. Bleibe in dieser Haltung bis du dich sicher fühlst.

Ziehe deine Schulterblätter zueinander. Spanne die Muskulatur in deinen Beinen an. Spanne die Muskulatur in deinem Bauch an. Die Hände stützt du in deine Hüften, die Ellenbogen zeigen nach aussen. Atme tief und ruhig. Ein und aus und wenn du soweit bist, dann hebe bei der nächsten Ausatmung das rechte Bein nach oben, drehe dabei das Knie im rechten Winkel von deinem Körper weg und setze den Fuß im inneren deines Oberschenkels, kurz über dem Knie (siehe Abbildung) ab. Solltest du Schwierigkeiten haben das Gleichgewicht zu halten, so halte mit der rechten Hand deinen Knöchel umschlossen bis du einen sicheren Stand gefunden hast.

Führe deine Hände wie beim Gebet vor der Brust zusammen. Bleibe fokussiert in deinem Blick, schaue geradeaus und lasse dabei die Gesichtsmuskeln locker. Halte die Muskulatur deiner Beine und deines Bauches angespannt ohne zu verkrampfen. Richte dein Augenmerk immer wieder auf die Wirbelsäule und halte sie gerade. Ziehe nicht deine Schultern nach oben.

Hast du einen sicheren Stand, so führe deine Arme und Hände über den Kopf. die Handflächen noch immer aneinander gehalten. Atme weich ein und aus.

Sei ein Baum, spüre die Verwurzelung deines Fußes in dem Boden.

Bleibe so lange es dir beliebt in dieser Position. Lasse dann dein Bein wieder sinken und stelle deinen Fuß wieder parallel neben den anderen. Nimm deine Arme und Hände vor die Brust und lasse sie anschließend wieder locker neben deinem Körper hängen. Du befindest dich wieder im Tadasana.

Du kannst die Übung gerne einige Male wiederholen und dabei auch das Bein wechseln. Diese wundervolle Übung ist auch für Anfänger sehr gut geeignet. Sie wird dir helfen dich zu entspannen und deine Konzentrationsfähigkeit fördern. Sie schenkt dir Stabilität und Vertrauen. Dein Geist wird befreit. Nebenbei werden auch sämtliche Muskeln deines Körpers trainiert und vor allem deine Hüften und deine Knöchel werden gestärkt.

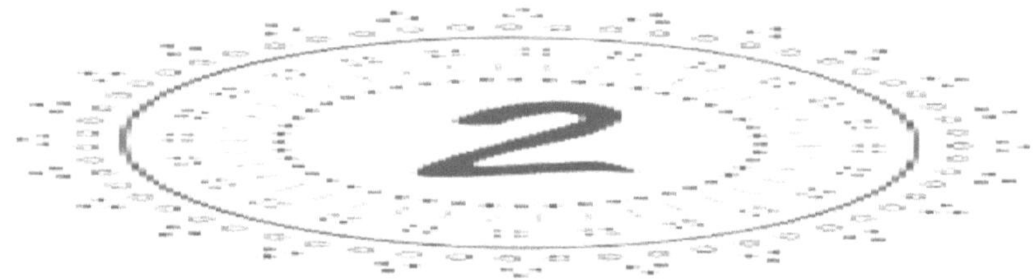

Die Meditation

Sollte es dir aus gesundheitlichen Gründen nicht möglich sein diese Übung durchzuführen, so empfehle ich dir meine Meditationsübung: Nutze die Kraft des Baumes. Diese Meditation ist aber auch eine wertvolle Ergänzung für alle, die fleißig das Ãsana „Der Baum“ üben.

Hast du noch nie meditiert, so lese zuvor meine Schritt für Schritt Meditations-Anleitung für Anfänger durch.

Eine andere Möglichkeit durch Meditation innere Sicherheit zu finden ist folgende:

Begebe dich in den Lotus- oder Schneidersitz.

Atme ruhig und fließend.

Lasse von dem Punkt deines Wurzelchakras aus Wurzeln aus Energie in den Boden wachsen.

Verbinde dich mit der Erde unter dir.

Spüre den Halt.

Verbleibe so bis du dich fest verankerst fühlst.

Atme tief in den Bauch hinein.

Atme jegliche Anspannung einfach aus.

Spüre die Energie, welche dich umgibt.

Atme tief ein und lasse dabei weißes, reines Licht in dein Wurzelchakra fließen.

Das weiße Licht wandelt sich, lasse es in deinem Wurzelchakra nun rot erglühen.

Lasse dein Wurzelchakra tiefrot erstrahlen.

Schenke dieses Licht mit dem Ausatmen dem Universum.

Jeder Atemzug lässt diese rote Wolke in deinem Wurzelchakra wachsen.

Lasse es zu, dass sich das Licht mehr und mehr ausdehnt bis du gänzlich eingehüllt bist.

Genieße das Gefühl wohliger Wärme und Sicherheit.

Falte zum Abschluss deine Hände vor der Brust und bedanke dich für diese Erfahrung.

Öffne in deinem Tempo deine Augen und kehre mit dem wohligen Gefühl in die Welt zurück.

Du kannst die Kraft der Meditation mit Hilfe eines Mantras steigern. Du hast weißes, reines Licht eingeatmet. Dein Wurzelchakra hat dieses Licht in eine rote Wolke transformiert und du hast rotes Licht ausgeatmet. Summe bei der Ausatmung zusätzlich das Wort LAM. Lam (Sanskrit: □□ laṃ) ist das Bija Mantra (einsilbiges Samen-Mantra) der Erde und des Muladhara Chakras.

Das effektivste Mudra (Fingerübung) um die Öffnung des Wurzelchakras zu unterstützen ist das Prithivi Mudra, auch Muladhara Mudra genannt. Setze oder knie dich auf den Boden. Bilde durch eine sanfte Berührung von Daumen und Ringfinger einen Kreis, strecke dabei die anderen Finger und lege die Hände locker auf dem Oberschenkel ab. Für eine einfache Übung zeigen die Handflächen nach oben, in einer Meditation sollten sie nach unten zeigen.

Ebenso kannst du das Chin Mudra verwenden: Lege hierbei deine Hände auf deine Oberschenkel ab, die Handflächen zeigen nach oben, Daumen und **Zeigefinger** berühren sich.

Zu guter Letzt kannst du die Meditation auch durch einen tiefen erdigen Ton einer Klangschale verstärken. Ideal wäre natürlich ein echter Klang, der deine Meditation begleitet, aber du kannst ihn auch über einen Tonträger abspielen.

Persönlich kann ich dir auch folgende Meditationsmusik auf YouTube empfehlen:

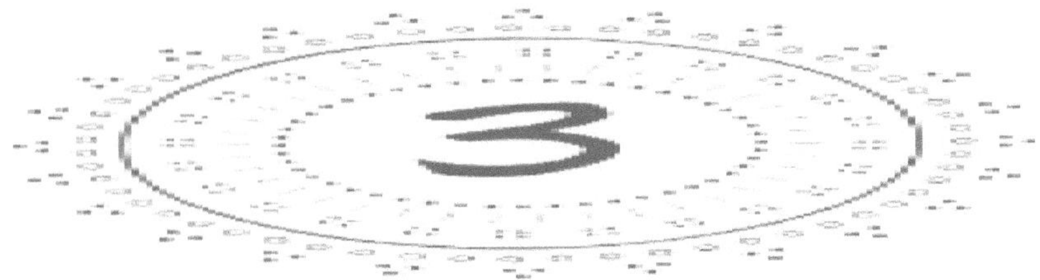

Trainiere dein Körperbewusstsein

Für die Öffnung des Wurzelchakras ist es wichtig ein gutes Gefühl zum eigenen Körper aufzubauen. Setze dich bewusst mit deinem eigenen Körper auseinander und unterstütze ihn durch Sport, Massagen und viel Bewegung.

Sport und Bewegung ist in jedem Fall hilfreich. Wichtig ist es dabei jedoch mit dem Körper im Einklang zu bleiben. Wähle einen Sport der tief in den Körper hineinspürt, wie zum Beispiel die Āsanas beim Yoga. Achte aber darauf, dass du dich dabei nicht verlierst und Yoga letztendlich dazu benutzt um vor der Realität zu flüchten. Spüre dich jederzeit und sei sensibel für die Signale, die dein Körper aussendet. Du kannst aber auch tanzen, joggen oder schwimmen gehen. Nutze die Form von Sport und Bewegung, die dich mit Freude erfüllt.

Unser Körper gibt uns nicht immer nur Signale, die wir als positiv empfinden. Unser Körper kann auch schmerzen. Wir neigen dann dazu uns zu verkrampfen. Wir wollen die Situation verlassen und wehren uns dagegen. Das führt zu einer inneren Verspannung. Lasse die Situationen einmal zu und spüre in sie hinein. Du wirst es aushalten und sehr interessante Erfahrungen sammeln. Ein durchlebter Schmerz bleibt auch nicht in Form von innerer Anspannung zurück, sondern verlässt dich, wenn er vorbei ist.

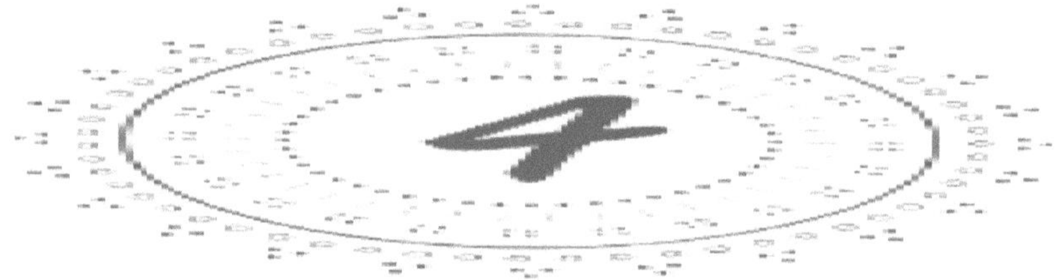

Stelle dich deinen Ängsten

In manchen Fällen ist ein wirklich traumatisches Erlebnis in unserem Leben Schuld an unseren Ängsten. In diesem Fall empfehle ich den Besuch einer Psychologin / eines Psychologen, der dich Schritt für Schritt mit einer Gesprächstherapie begleitet. Es ist leider nicht immer einfach den geeigneten Therapeuten zu finden, aber solltest du dich in seiner oder ihrer Gegenwart nicht wohlfühlen, so suche weiter.

In uns verwurzelte Urängste, Angst vor Krankheit oder Schmerzen, Überlebensängste, Existenzängste, Verlassensängste sowie andere sehr klare und deutliche wie auch unklare Ängste können durch dich gelöst werden.

All diese Ängste blockieren das Wurzelchakra.

Unsere Ängste manifestieren sich in Form von Anspannungen. Der gesamte Körper kann betroffen sein, vor allem aber auch das Becken und der Beckenboden. Die Angst steckt oft in unseren Beinen und in unseren Füßen.

Erkenne deine Ängste und stelle dich ihnen. Weiche ihnen nicht aus und schäme dich ihrer nicht. Angst zu haben ist keine Seltenheit, es ist eine regelrechte Volkskrankheit. Ich empfehle dir zur Aufarbeitung meinen Artikel: „Volkskrankheit Angst: Woher sie kommt und was du dagegen tun kannst„.

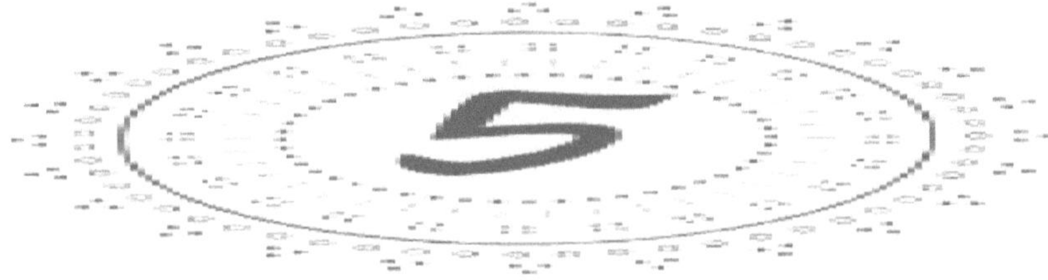

Nutze die Kraft roter Steine und Kristalle

Das Rot spielt für das Wurzelchakra eine wesentliche Rolle. Trage in der Zeit, in welcher du dein erstes Chakra öffnen möchtest, einen roten Stein oder Kristall bei dir. Das geht in Form eines Armbandes, eines Ringes, eines Anhängers um den Hals oder auch einfach lose getragen in der Hosentasche. Nimm den Stein öfters in die Hand und betrachte seine wundervolle Farbe.

In deinem Wohnraum kannst du weitere Steine platzieren.

Du kannst den Rosenquarz nutzen, dem das Wurzelchakra zugeordnet ist, aber auch den Rauchquarz, den Granat und auch die rote Koralle.

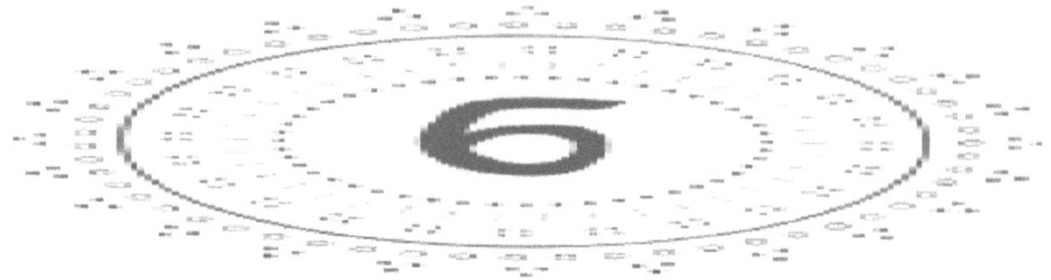

Diese Lebensmittel stärken dein Wurzelchakra

Für die Öffnung des Wurzelchakras ist es wichtig sich zu erden und was liegt da näher als erdige Lebensmittel zu verzehren. Dafür eignet sich jegliches Wurzelgemüse, insbesondere:

- Karotten
- Radieschen
- Roter Rettich
- rote Zwiebeln
- Rote Beete
- Kurkuma
- rote Kartoffeln wie die Violett
- ...

Nimm aber auch Granatäpfel, Erdbeeren, Himbeeren, Cayenne Pfeffer, Chili sowie andere scharfe Gewürze zu dir.

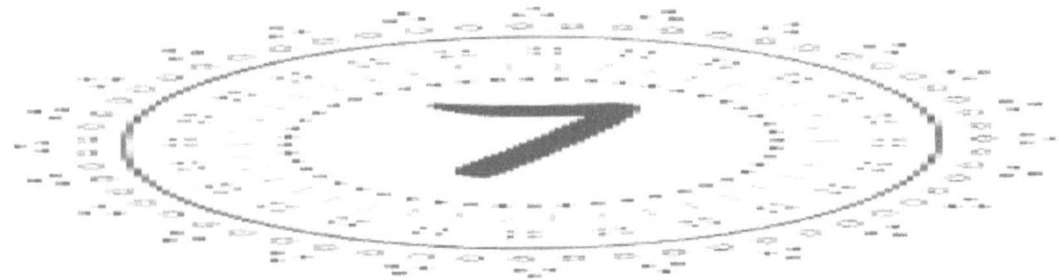

Nutze den Zauber von Düften

Sandelholz ist der Duft des Tantra, welches dein Kundalini erwecken kann. Sandelholz ist sowohl als ätherisches Öl als auch als Räucherpflanze erhältlich. Sandelholz hat einen wohlig warmen Duft. Als ätherisches Öl kannst du es mit Hilfe einer Duftlampe verströmen lassen. Für das Räuchern ist es ideal es mit der Kalmuswurzel zu vermischen. Nimm dafür 3 Teile Sandelholz und 1 Teil Kalmuswurzel.

Der angenehme Duft aus den ätherischen Ölen des Sandelholzes wird deine Stimmung in ein positiveres Licht rücken. Es stärkt, entspannt und beruhigt. Sandelholz ist ideal um Aggressionen und Anspannungen abzubauen. Es schenkt uns Balance und Harmonie.

Die Kalmuswurzel stärkt unsere Gesundheit und wirkt sich positiv auf das Nervensystem aus.

Folgende Düfte sind ebenfalls sehr hilfreich:

- Nelke – zum *LOSLASSEN*
- Rosmarin – Stärkung des *SELBSTBEWUSSTSEINS*
- Zypresse – Erhöhung der *KONZENTRATIONSFÄHIGKEIT*
- Zedernholz – bringt *ENTSPANNUNG* und löst Ängste

Beim Wurzelchakra geht es also vor allem um Stabilität, Sicherheit, Vertrauen, Familie und Erdung. Unsere grundlegenden Bedürfnisse werden durch das Wurzelchakra gesteuert. Wir brauchen Nahrung, Wärme, Schutz, ein Dach über dem Kopf, sowie unsere Freunde und unsere Familie.

Mit einem weit geöffneten Wurzelchakra stehen wir fest mit beiden Beinen im Leben. Wir sind ausgeglichen, innerlich ruhig und geduldig. Es fällt uns nicht schwer zu vertrauen – Anderen aber auch uns selbst.

Ein letzter Tipp zum Abschluss:

Laufe barfuss! So oft es geht, wo immer es möglich ist!

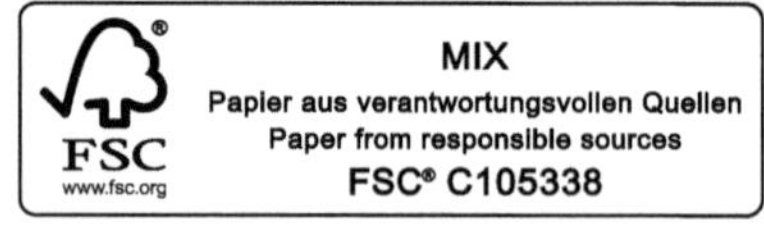

Printed by Books on Demand GmbH, Norderstedt / Germany